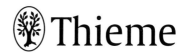

Therapeutenhandbuch Botulinumtoxin und Spastik

Matthias auf dem Brinke
Christoph Hofstetter
Martin Huber
Christiane Knorr
Bettina Quentin
Martin Hecht (Leiter der Autorengruppe)

55 Abbildungen
11 Tabellen

Georg Thieme Verlag
Stuttgart · New York

*Bibliografische Information
der Deutschen Nationalbibliothek*

Die Deutsche Nationalbibliothek verzeichnet diese Publikation in der Deutschen Nationalbibliografie; detaillierte bibliografische Daten sind im Internet über http://dnb.d-nb.de abrufbar.

Medizinische Redaktion:
Ilona Kutschki, Mönchengladbach

Die Drucklegung dieser Publikation wurde unterstützt durch Firma Pharm-Allergan GmbH, Ettlingen. Der Sponsor weißt ausdrücklich darauf hin, dass er auf den Inhalt der Publikation keinen Einfluss genommen hat.

© 2011 Georg Thieme Verlag KG
Rüdigerstraße 14
70469 Stuttgart
Deutschland
Unsere Homepage: www.thieme.de

Printed in Germany

Zeichnungen: Ziegler + Müller, Kirchentellinsfurt
Umschlaggestaltung: Thieme Verlagsgruppe
Satz: Ziegler + Müller, Kirchentellinsfurt
Druck und Buchbinder: Grafisches Centrum
Cuno GmbH & Co. KG, Calbe

ISBN 978-3-13-166791-5   2 3 4 5 6

Wichtiger Hinweis: Wie jede Wissenschaft ist die Medizin ständigen Entwicklungen unterworfen. Forschung und klinische Erfahrung erweitern unsere Erkenntnisse, insbesondere was Behandlung und medikamentöse Therapie anbelangt. Soweit in diesem Werk eine Dosierung oder eine Applikation erwähnt wird, darf der Leser zwar darauf vertrauen, dass Autoren, Herausgeber und Verlag große Sorgfalt darauf verwandt haben, dass diese Angabe **dem Wissensstand bei Fertigstellung des Werkes** entspricht.

Für Angaben über Dosierungsanweisungen und Applikationsformen kann vom Verlag jedoch keine Gewähr übernommen werden. **Jeder Benutzer ist angehalten,** durch sorgfältige Prüfung der Beipackzettel der verwendeten Präparate und gegebenenfalls nach Konsultation eines Spezialisten festzustellen, ob die dort gegebene Empfehlung für Dosierungen oder die Beachtung von Kontraindikationen gegenüber der Angabe in diesem Buch abweicht. Eine solche Prüfung ist besonders wichtig bei selten verwendeten Präparaten oder solchen, die neu auf den Markt gebracht worden sind. **Jede Dosierung oder Applikation erfolgt auf eigene Gefahr des Benutzers.** Autoren und Verlag appellieren an jeden Benutzer, ihm etwa auffallende Ungenauigkeiten dem Verlag mitzuteilen.

Geschützte Warennamen (Warenzeichen) werden **nicht** besonders kenntlich gemacht. Aus dem Fehlen eines solchen Hinweises kann also nicht geschlossen werden, dass es sich um einen freien Warennamen handelt.

Das Werk, einschließlich aller seiner Teile, ist urheberrechtlich geschützt. Jede Verwertung außerhalb der engen Grenzen des Urheberrechtsgesetzes ist ohne Zustimmung des Verlages unzulässig und strafbar. Das gilt insbesondere für Vervielfältigungen, Übersetzungen, Mikroverfilmungen und die Einspeicherung und Verarbeitung in elektronischen Systemen.

Geleitwort

In den meisten mir bekannten Fällen basierte eine erfolgreiche Behandlung von Aktivitäts- und Partizipationseinschränkungen, die auf dem Boden einer Spastizität entstanden waren, auf einem multiprofessionellen und interdisziplinären Zusammenspiel zum Beispiel in der Definition von realistischen Behandlungszielen und einer abgestimmten Wahl und Umsetzung der Therapiemaßnahmen. Die gezielte Physio- und Ergotherapie übernimmt in diesem Kontext meist eine zentrale Rolle, aber auch ärztliche und pflegerische Maßnahmen, sowie das Handeln von Angehörigen waren dabei häufig gut abgestimmt.

Wichtig erscheint mir daher für den betroffenen Patienten, dass im angesprochenen Behandlungsteam eine „gemeinsame Sprache" gesprochen wird, dies bedeutet, auf ein ausreichend gutes Maß des Verständnisses der Zusammenhänge zwischen Spastizität und Bewegungsstörung und der eingesetzten Therapiemaßnahmen in der Kommunikation mit dem Team bauen zu können.

Injektionen von Botulinumtoxin Typ A in die von der spastischen Bewegungsstorung einbezogenen Muskeln stellen in der Behandlung von behindernden lokalen oder segmentalen Symptomen heute einen wichtigen Therapiebaustein dar. Deren positive Wirkung kann am besten genutzt werden, wenn die Vor- und Nachbehandlung in ein zeitlich und inhaltlich aufeinander abgestimmtes Konzept eingebettet ist. Daher richtet sich das vorliegende gut verständliche, klar strukturierte und anschauliche Buch vorwiegend an Physio- und Ergotherapeuten, die in diesem Kontext arbeiten. Es soll dazu beitragen, dass alle Aspekte des Zusammenspiels zwischen aktiven und passiven Maßnahmen aus dem Bereich dieser Therapieangebote mit einer gezielten Botulinumtoxintherapie abgestimmt und damit optimal genutzt werden können.

Ein hervorstechendes Merkmal dieses Buches ist die multiprofessionelle und interdisziplinäre Autorengruppe: Drei erfahrene Physio- und Ergotherapeuten/-therapeutinnen und drei Ärzte (Neurologen, Rehabilitationsmediziner und Physikalische Mediziner) alle mit besonderer und langjähriger Erfahrung in der Therapie von Menschen mit spastischen Bewegungsstörungen haben sich zusammengefunden, um die gemeinsamen Strategien zu diskutieren, und in diesem Buch ein Konzept erarbeitet und verständlich dargelegt, das in diesem Sinne wirken kann.

In der Präsentation hervorzuheben ist die geschickte Unterteilung in einen allgemeinen Teil, der Grundlagen zusammenhängend erklärt, und einen speziellen Teil, in dem fallbezogen das Vorgehen beispielhaft und gut nachvollziehbar beschrieben wird. Durch das umfangreiche Register sind die Informationen auch des speziellen Teiles leicht auffindbar.

Ich wünsche dem Buch eine große Verbreitung im multiprofessionellen und interdisziplinären Team der „Spastikbehandler".

Prof. Dr. Jörg Wissel
Ärztlicher Direktor der Kliniken Beelitz GmbH
Fachkrankenhaus für
Neurologische Frührehabilitation
Neurologische Rehabilitationsklinik
Beelitz-Heilstätten
1. Vorsitzender des Arbeitskreises
Botulinumtoxin der DGN e.V.

Vorwort

Die Therapie der Spastizität ist notwendigerweise multidisziplinär und multiprofessionell. Im Zentrum der Therapie stehen die Physio- und Ergotherapeuten.

Medikamentös hat sich in den letzten Jahren die Injektion von Botulinumtoxin als sehr effektive und sichere Methode erwiesen. Botulinumtoxin kann jedoch nicht für sich allein angewendet werden, sondern unterstützt und benötigt andere Therapien.

Wir Autoren haben in intensiver multiprofessioneller Zusammenarbeit die Erfahrung gemacht, dass Therapeuten den Wirkstoff Botulinumtoxin oft kaum kennen und teilweise vielfältige Befürchtungen im Umgang mit Botulinumtoxin haben. Auch ist das Wissen über eine optimale Behandlung vor und nach der Botulinumgabe häufig gering, sodass viel Unsicherheit besteht.

Dieser Leitfaden möchte kurz und übersichtlich das für Therapeuten Wesentliche zum Thema Botulinumtoxin und Spastizität darstellen.

Viel Freude beim Lesen und Ausprobieren!

Ihr Autorenteam

Bad Wildungen, Burgau, Kaufbeuren,
Potsdam, Warburg
September 2011

Anschriften

Als THÄT-Gruppe (Therapeuten-Ärzte-Autoren-Team) haben sich folgende Therapeuten und Ärzte zu einem interdisziplinären Team zusammengefunden:

Dr. Matthias auf dem Brinke
Chefarzt Neurologie
Asklepios Fachklinik Fürstenhof
Ärztlicher Direktor Asklepios Bad Wildungen
Brunnenallee 39
34537 Bad Wildungen

PD Dr. Martin Hecht (Leiter der Autorengruppe)
Ärztlicher Direktor Neurologische Klinik des
Bezirkskrankenhauses Kaufbeuren,
Bezirkskliniken Schwaben,
am Klinikum Kaufbeuren
Dr.-Gutermann-Str. 2
87600 Kaufbeuren

Christoph Hofstetter
Physiotherapeut
Therapiezentrum Warburg
Landfurt 61
34414 Warburg

Dr. Martin Huber
Leitender Oberarzt
Therapiezentrum Burgau
Gemeinnützige Gesellschaft zur neurologischen
Rehabilitation nach erworbenen
zerebralen Schäden mbH
Dr.-Friedl-Str. 1
89331 Burgau

Christina Knorr
Ergotherapeutin
Therapiezentrum Burgau
Gemeinnützige Gesellschaft zur neurologischen
Rehabilitation nach erworbenen
zerebralen Schäden mbH
Dr.-Friedl-Str. 1
89331 Burgau

Bettina Quentin
Physiotherapeutin/Therapeutische Leitung
RZP Rehazentrum Potsdam
Am Kanal 12
14467 Potsdam

Vitae

Dr. med. Matthias auf dem Brinke

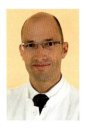

Neurologe
Berufliche Stationen und Qualifikationen: Chefarzt Asklepios Fachklinik Fürstenhof Bad Wildungen, neurologische Rehabilitation der Phasen B, C und D nach BAR · Ambulanz für spastische Erkrankungen · seit 1994 rehabilitative multiprofessionelle Spastikbehandlung. *Mitgliedschaften:* Arbeitskreis Botulinumtoxin der DGN · German Spasticity Education Group (GSEG)

Privatdozent Dr. med. Martin J. Hecht

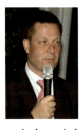

Neurologe
Berufliche Stationen und Qualifikationen: Assistenzarzt in Zell/Mosel, Berlin, Erfurt und Erlangen · Oberarzt und Habilitation an der Neurologischen Universitätsklinik Erlangen, Leiter der Spezialambulanz für Botulinumtoxintherapie bei Spastik und Dystonie · seit 2006 Chefarzt der Neurologischen Klinik des Bezirkskrankenhauses Kaufbeuren · Koautor des europäischen und des deutschen Konsensus zur Botulinumtoxintherapie bei Spastik. *Mitgliedschaften:* Initiator und Leiter der Interdisziplinären Netzwerke EMOS und AMOS (Erlanger bzw. Allgäuer Modell der Spastiktherapie) zur interprofessionellen Therapie der Spastik · Arbeitskreis Botulinumtoxin der Deutschen Gesellschaft für Neurologie (DGN) · German Spasticity Education Group (GSEG)

Christoph Hofstetter

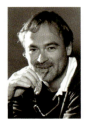

Physiotherapeut, Bobath-Instruktor, klinischer Supervisor
Berufliche Stationen und Qualifikationen: 1996 Qualifikation durch Mary Lynch Ellerington in der Schweiz zum Bobath-Instruktor, IBITA-anerkannt · Supervisor in Rehabilitationskliniken und niedergelassenen Praxen für Ergo- und Physiotherapeuten · seit Juni 2000 Tätigkeit in seinem Interdisziplinären Therapiezentrum Warburg für Ergotherapie, Logopädie, Physiotherapie und Fortbildung. *Dozenten- und Referententätigkeit:* internationale Lehrtätigkeit des Bobath-Konzepts · regelmäßig Referent auf Kongressen und Symposien. *Mitgliedschaften:* Mitglied verschiedener Arbeitsgruppen im Bereich der ICF der WHO · Gründungsmitglied des Netzwerks für therapeutische Qualität in der Neurorehabilitation und Mitglied in der Arbeitsgruppe um Prof. Hummelsheim (sog. „Bennewitzer Gespräche")

Dr. med. Martin Huber

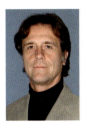

Arzt für Physikalische Medizin und Rehabilitation und Arzt für Allgemeinmedizin
Berufliche Stationen und Qualifikationen: leitender Oberarzt am Therapiezentrum Burgau · Rehawesen · qualifizierte Botulinumtoxintherapie · ärztlicher Leiter der Spastikgruppe und der Spastikambulanz am TZB. *Mitgliedschaften:* Arbeitskreis Botulinumtoxin der DGN · German Spasticity Education Group (GSEG)

Christiane Knorr

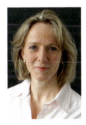

Ergotherapeutin, Bobath-Therapeutin
Berufliche Stationen und Qualifikationen: Johanniter Ordenshäuser Bad Oeynhausen · Stationsleitung Reha Nova Köln GmbH · Assistentin der Therapieleitung im Therapiezentrum Burgau · Supervisorin in der Spastiktherapie · langjährige Erfahrung in der Neurologie mit Spezialisierung in der Spastiktherapie einschließlich BoNT

Bettina Quentin

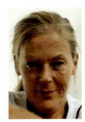

Physiotherapeutin
Berufliche Stationen und Qualifikationen: Neurologische Klinik Westend, therapeutische Leitung, Schwerpunkt: motorische Rehabilitation Neurologie Phase B, C, D · Akutkrankenhaus Winsen an der Luhe und Therapiezentrum Waldklinik Jesteburg mit Schwerpunkt Aufbau von interdisziplinären Therapieambulanzen · Charité FU Benjamin Franklin Berlin (Prof. Dr. med. S. Hesse), Forschungstätigkeit · seit 2007 Aufbau Reha-Zentrum Potsdam RZP/Therapeutische Leitung mit Schwerpunkt: Kompetenzzentrum Spastiktherapie der Phase B, C, D. *Dozenten- und Referententätigkeit:* Schwerpunkt internationale Kurse Redression und Schienen in der neurologischen Rehabilitation mit Kombinationstherapien BoNT-A und Task-Specifity-Therapie · Gangrehabilitation · Therapie bei Spastik in Zusammenarbeit mit Pharm-Allergan GmbH

Inhaltsverzeichnis

1 Was ist Spastik? 1

2 Botulinumneurotoxin 6

3 Module der Spastiktherapie 10

4 ICF in der Spastiktherapie 16

5 Therapeutische Interventionen .. 24

6 Rezepte und Kostenerstattung ... 29

7 FAQ: Häufige Fragen an uns 30

Kasuistiken

8 Generalisierte Spastik 34

9 Schulter 39

10 Ellbogen 43

11 Hand passiv 46

12 Handfunktion 48

13 Hüftadduktorenspastik 51

14 Kniegelenk 53

15 Sprunggelenk 55

16 Sprunggelenk und Zehen 59

Anhang

17 Assessments 66

Praktikabilität der Assessments 66

Auf welcher ICF-Ebene misst welcher Test? 67

Welche Funktion messe ich mit welchem Test? 68

Kurzbeschreibungen der einzelnen Testverfahren 69

ARAT (Action Research Arm Test) 69

WMFT (Wolf Motor Function Test) 69

NHPT (Nine-Hole Peg Test) 69

Purdue Pegboard Test (Model 32020) .. 71

DGI (Dynamic Gait Index) 71

FGA (Functional Gait Assessment [Deutsche Version]) 72

BBS (Berg Balance Scale) 72

Timed-up-and-go 73

10-m-Gehtest (Varianten: 5 m, 6 m, 20 m) 74

6-min-Gehtest 74

Tinetti/POMA 74

FR (Functional Reach) 75

FAC (Functional Ambulation Categories) 75

Literatur 78

Sachverzeichnis 79

1 Was ist Spastik?

Spastik kann nur entstehen durch Läsionen des zentralen Nervensystems, also von Gehirn oder Rückenmark, nicht hingegen durch Verletzung von Nervenwurzeln oder peripheren Nerven.

Klinisch imponiert Spastik durch einen erhöhten Widerstand von Muskeln bei passiver Bewegung.

Für den Patienten selbst kann Spastik auftreten als Lähmung unterschiedlichen Ausmaßes, Störung der Feinmotorik, raschere Ermüdbarkeit von Muskeln und Muskelgruppen sowie als eingeschränkte Differenzierung von Bewegungen im Sinne von Massenbewegungen. Daneben können Fehlhaltungen von Gelenken und Schmerzen auftreten.

Wichtig ist, dass Spastik als Symptom nie isoliert auftritt, sondern in interindividuell stark variablen Kombinationen mit anderen Symptomen, die sich auch in der klassischen Einteilung des Upper Motor Neuron Syndroms in Minus- und Plussymptome wiederfindet. Zu diesen Minussymptomen zählen neben der Parese die Beeinträchtigung von Schutzreflexen und der Feinmotorik, zu den Plussymptomen neben der Spastik die gesteigerten Fremdreflexe.

Spastik führt oft zu erheblichen Beeinträchtigungen auf allen Ebenen der Klassifikation der Funktionsfähigkeit, Behinderung und Gesundheit (ICF) (s. Kap. 4) bis hin zur Partizipation. Spastik wird also nicht um ihrer selbst Willen behandelt. Mit der Therapie soll vielmehr ein definiertes Ziel der ICF-Klassifikation besser oder überhaupt erst erreicht werden.

1.1 Klinische Untersuchung

Die klinische Untersuchung beantwortet uns folgende **Fragen:**
- In welchem Ausmaß kann der Patient physiologische Bewegungen selber durchführen?
- Besteht für passive Bewegungen eines Gelenks eine Einschränkung?
- Verspürt der Patient Schmerzen in Ruhe, bei aktiver oder passiver Bewegung?
- Besteht ein erhöhter Widerstand bei passiver Bewegung?
- Besteht eine Störung der Feinmotorik?
- Besteht eine raschere Ermüdbarkeit?

Subtraktionsparese (Abb. 1.1)

Ein zwar paretischer, aber nicht plegischer Muskel führt zu einer fehlenden oder geringen willkürlichen Gelenkbeweglichkeit aufgrund einer „Out-of-Phase"-Activity eines spastischen Antagonisten.

Beispiel. Der M. triceps brachii kann zwar willkürlich innerviert werden, führt aber zu keinem Bewegungseffekt am Ellbogengelenk, da gleichzeitig die antagonistisch wirkenden M. biceps brachii, M. brachioradialis und M. brachialis (in wechselnder Konstellation) aktiviert werden.

Die Diagnose der Subtraktionsparese ist klinisch nur z. T., jedenfalls aber durch das dynamische EMG möglich.

1 Was ist Spastik?

> **Kinematisches EMG**
>
> Ableitung mit Oberflächenelektroden oder feinen Tiefenelektroden über den agonistischen und antagonistischen Muskeln eines Gelenks in Ruhe sowie bei aktiver und passiver Bewegung. Es gelingt die Analyse pathologischer Innervationsmuster sowie auch subklinischer Muskelaktivität.

> **Pattern-Shift**
>
> Spastische Bewegungsmuster sind häufig weder über die Zeit noch über die Funktion konstant. Bei der Injektion von Botulinumtoxin muss dieser Musterwandel berücksichtigt werden.
> **Beispiel.** So kann bei einem Patienten beim Sitzen im Rollstuhl ein isolierter Spitzfuß bestehen, beim Mobilisieren in den Stand oder den Gang aber eine Flexionsspastik der Zehen hinzutreten.

> **Neuroplastizität**
>
> Ständig stellt sich unser Gehirn durch chemische Veränderungen, veränderte Nervenzellvernetzungen sowie Neubildung von Neuronen bis ins Erwachsenenalter auf veränderte Bedingungen ein. Diese Fähigkeit bleibt prinzipiell bis ins hohe Lebensalter erhalten.
>
> Botulinumtoxin verändert zunächst nur die periphere Signalübertragung der neuromuskulären Endplatte. Vor allem funktionelle Verbesserungen sind erst durch repetitive Übungen, die neuroplastische Prozesse induzieren, zu erreichen.

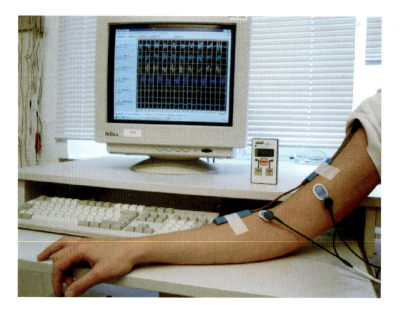

Abb. 1.1 Kinematisches EMG.

1.2 Nerven- und Muskelblockaden

Eine Nerven- oder Muskelblockade dient diagnostischen Zwecken. Durch Lokalanästhesie des Nervs oder durch Infiltration der Motorpoints (Punkte größter Dichte von Endplatten im Muskel) entsteht eine zeitlich begrenzte Lähmung dieses Muskels.

Beispielsweise kann durch eine Lokalanästhesie des N. tibialis die Signalübertragung zum M. gastrocnemius und M. soleus ausgeschaltet werden. Dieses ist hilfreich bei der Differenzialdiagnose der fixierten gegenüber der dynamischen Kontraktur (besteht der Spitzfuß nach Lokalanästhesie weiter, besteht eine fixierte Kontraktur).

Bei schwierigen Fragestellungen kann die Blockade helfen, den Effekt einer Injektion von Botulinumtoxin zu simulieren. Beispielsweise kann eine Infiltration des N. ulnaris Auskunft geben, ob ein Patient für das Greifen durch eine Botulinumtoxin-Injektion bei der intrinsischen Hand profitieren wird (Beispiel Blockade Abb. 1.2).

1.3 Röntgen

Eine fixierte Kontraktur kann durch bindegewebige Veränderungen von Gelenkkapsel, Sehnen und Muskeln entstehen oder durch eine periartikuläre Ossifikation (Abb. 1.3). Im ersten Falle kann unter Umständen eine Verbesserung durch eine Redressionsbehandlung oder andere Verfahren erreicht werden. Im zweiten Fall wäre ggf. eine Operation zum Exzidieren der Verkalkungen zu erwägen.

Diese Verkalkungen lassen sich mit einer einfachen Röntgenaufnahme nachweisen. Sie treten erfahrungsgemäß häufiger bei jüngeren Patienten sowie bei den Diagnosegruppen Schädel-Hirn-Trauma und hypoxische Hirnschädigung auf.

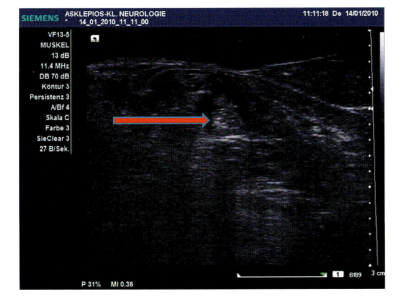

Abb. 1.2 Blockade des N. tibialis mit 4 ml Xylonest. Roter Pfeil: N. tibialis.

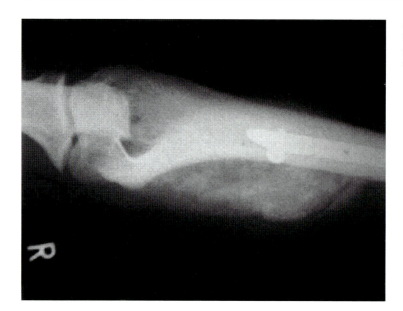

Abb. 1.**3** Periartikuläre Ossifikation. Ellenbogengelenk nach Marknagelung des Humerus.

1.4 Sonografie

Diagnostik

Die Muskelsonografie gibt Auskunft über die Struktur eines Muskels, kann also Hinweise auf einen fibroadipösen Umbau liefern, bei dem in der Regel nur noch ein eingeschränkter Erfolg durch eine Injektion von Botulinumtoxin zu erwarten ist. Auch können die genaue Lage des Muskels dargestellt, evtl. Hyper- oder Hypotrophien nachgewiesen und Umgebungsstrukturen, bspw. benachbarte Muskeln, Nerven oder Gefäße dargestellt werden.

Therapie

Die Injektion von Botulinumtoxin kann sonografisch gesteuert erfolgen, das heißt, der Einstich mit der Nadel erfolgt erst nach sicherer sonografischer Identifizierung des Muskels, und der Injektionspunkt im Muskel kann sicher dargestellt werden. So werden Fehlinjektionen in benachbarte Muskeln vermieden und benachbarte Strukturen wie Nerven oder Blutgefäße geschont (Abb. 1.**4**).

1 Was ist Spastik?

Spastik kann nur entstehen durch Läsionen des zentralen Nervensystems, also von Gehirn oder Rückenmark, nicht hingegen durch Verletzung von Nervenwurzeln oder peripheren Nerven.

Klinisch imponiert Spastik durch einen erhöhten Widerstand von Muskeln bei passiver Bewegung.

Für den Patienten selbst kann Spastik auftreten als Lähmung unterschiedlichen Ausmaßes, Störung der Feinmotorik, raschere Ermüdbarkeit von Muskeln und Muskelgruppen sowie als eingeschränkte Differenzierung von Bewegungen im Sinne von Massenbewegungen. Daneben können Fehlhaltungen von Gelenken und Schmerzen auftreten.

Wichtig ist, dass Spastik als Symptom nie isoliert auftritt, sondern in interindividuell stark variablen Kombinationen mit anderen Symptomen, die sich auch in der klassischen Einteilung des Upper Motor Neuron Syndroms in Minus- und Plussymptome wiederfindet. Zu diesen Minussymptomen zählen neben der Parese die Beeinträchtigung von Schutzreflexen und der Feinmotorik, zu den Plussymptomen neben der Spastik die gesteigerten Fremdreflexe.

Spastik führt oft zu erheblichen Beeinträchtigungen auf allen Ebenen der Klassifikation der Funktionsfähigkeit, Behinderung und Gesundheit (ICF) (s. Kap. 4) bis hin zur Partizipation. Spastik wird also nicht um ihrer selbst Willen behandelt. Mit der Therapie soll vielmehr ein definiertes Ziel der ICF-Klassifikation besser oder überhaupt erst erreicht werden.

1.1 Klinische Untersuchung

Die klinische Untersuchung beantwortet uns folgende **Fragen:**
- In welchem Ausmaß kann der Patient physiologische Bewegungen selber durchführen?
- Besteht für passive Bewegungen eines Gelenks eine Einschränkung?
- Verspürt der Patient Schmerzen in Ruhe, bei aktiver oder passiver Bewegung?
- Besteht ein erhöhter Widerstand bei passiver Bewegung?
- Besteht eine Störung der Feinmotorik?
- Besteht eine raschere Ermüdbarkeit?

> **Subtraktionsparese** (Abb. 1.1)
>
> Ein zwar paretischer, aber nicht plegischer Muskel führt zu einer fehlenden oder geringen willkürlichen Gelenkbeweglichkeit aufgrund einer „Out-of-Phase"-Activity eines spastischen Antagonisten.
> **Beispiel.** Der M. triceps brachii kann zwar willkürlich innerviert werden, führt aber zu keinem Bewegungseffekt am Ellbogengelenk, da gleichzeitig die antagonistisch wirkenden M. biceps brachii, M. brachioradialis und M. brachialis (in wechselnder Konstellation) aktiviert werden.
>
> Die Diagnose der Subtraktionsparese ist klinisch nur z. T., jedenfalls aber durch das dynamische EMG möglich.

1 Was ist Spastik?

> **Kinematisches EMG**
>
> Ableitung mit Oberflächenelektroden oder feinen Tiefenelektroden über den agonistischen und antagonistischen Muskeln eines Gelenks in Ruhe sowie bei aktiver und passiver Bewegung. Es gelingt die Analyse pathologischer Innervationsmuster sowie auch subklinischer Muskelaktivität.

> **Pattern-Shift**
>
> Spastische Bewegungsmuster sind häufig weder über die Zeit noch über die Funktion konstant. Bei der Injektion von Botulinumtoxin muss dieser Musterwandel berücksichtigt werden.
> **Beispiel.** So kann bei einem Patienten beim Sitzen im Rollstuhl ein isolierter Spitzfuß bestehen, beim Mobilisieren in den Stand oder den Gang aber eine Flexionsspastik der Zehen hinzutreten.

> **Neuroplastizität**
>
> Ständig stellt sich unser Gehirn durch chemische Veränderungen, veränderte Nervenzellvernetzungen sowie Neubildung von Neuronen bis ins Erwachsenenalter auf veränderte Bedingungen ein. Diese Fähigkeit bleibt prinzipiell bis ins hohe Lebensalter erhalten.
>
> Botulinumtoxin verändert zunächst nur die periphere Signalübertragung der neuromuskulären Endplatte. Vor allem funktionelle Verbesserungen sind erst durch repetitive Übungen, die neuroplastische Prozesse induzieren, zu erreichen.

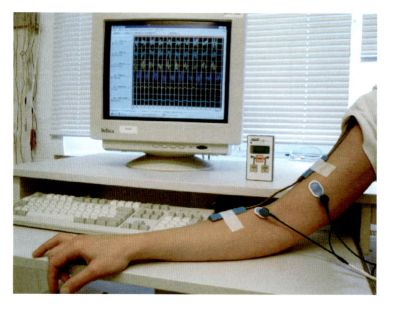

Abb. 1.1 Kinematisches EMG.

1.2 Nerven- und Muskelblockaden

Eine Nerven- oder Muskelblockade dient diagnostischen Zwecken. Durch Lokalanästhesie des Nervs oder durch Infiltration der Motorpoints (Punkte größter Dichte von Endplatten im Muskel) entsteht eine zeitlich begrenzte Lähmung dieses Muskels.

Beispielsweise kann durch eine Lokalanästhesie des N. tibialis die Signalübertragung zum M. gastrocnemius und M. soleus ausgeschaltet werden. Dieses ist hilfreich bei der Differenzialdiagnose der fixierten gegenüber der dynamischen Kontraktur (besteht der Spitzfuß nach Lokalanästhesie weiter, besteht eine fixierte Kontraktur).

Bei schwierigen Fragestellungen kann die Blockade helfen, den Effekt einer Injektion von Botulinumtoxin zu simulieren. Beispielsweise kann eine Infiltration des N. ulnaris Auskunft geben, ob ein Patient für das Greifen durch eine Botulinumtoxin-Injektion bei der intrinsischen Hand profitieren wird (Beispiel Blockade Abb. 1.2).

1.3 Röntgen

Eine fixierte Kontraktur kann durch bindegewebige Veränderungen von Gelenkkapsel, Sehnen und Muskeln entstehen oder durch eine periartikuläre Ossifikation (Abb. 1.3). Im ersten Falle kann unter Umständen eine Verbesserung durch eine Redressionsbehandlung oder andere Verfahren erreicht werden. Im zweiten Fall wäre ggf. eine Operation zum Exzidieren der Verkalkungen zu erwägen.

Diese Verkalkungen lassen sich mit einer einfachen Röntgenaufnahme nachweisen. Sie treten erfahrungsgemäß häufiger bei jüngeren Patienten sowie bei den Diagnosegruppen Schädel-Hirn-Trauma und hypoxische Hirnschädigung auf.

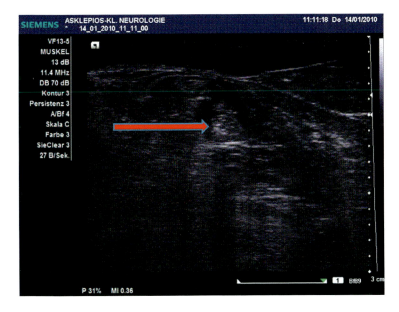

Abb. 1.2 Blockade des N. tibialis mit 4 ml Xylonest. Roter Pfeil: N. tibialis.

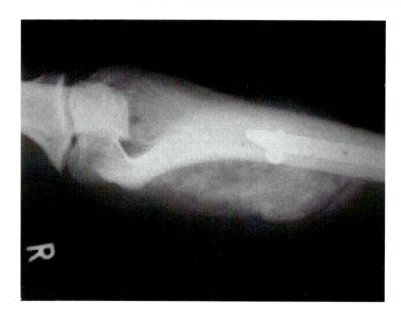

Abb. 1.3 Periartikuläre Ossifikation. Ellenbogengelenk nach Marknagelung des Humerus.

1.4 Sonografie

Diagnostik

Die Muskelsonografie gibt Auskunft über die Struktur eines Muskels, kann also Hinweise auf einen fibroadipösen Umbau liefern, bei dem in der Regel nur noch ein eingeschränkter Erfolg durch eine Injektion von Botulinumtoxin zu erwarten ist. Auch können die genaue Lage des Muskels dargestellt, evtl. Hyper- oder Hypotrophien nachgewiesen und Umgebungsstrukturen, bspw. benachbarte Muskeln, Nerven oder Gefäße dargestellt werden.

Therapie

Die Injektion von Botulinumtoxin kann sonografisch gesteuert erfolgen, das heißt, der Einstich mit der Nadel erfolgt erst nach sicherer sonografischer Identifizierung des Muskels, und der Injektionspunkt im Muskel kann sicher dargestellt werden. So werden Fehlinjektionen in benachbarte Muskeln vermieden und benachbarte Strukturen wie Nerven oder Blutgefäße geschont (Abb. 1.4).

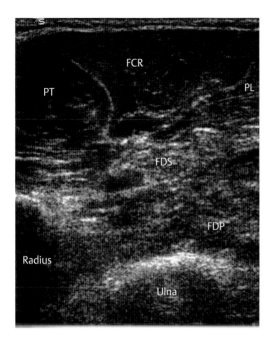

Abb. 1.4 Sonografische Darstellung der Unterarmmuskulatur zur Injektion von M. flexor carpi radialis und M. pronator teres. Schnittebene: proximaler medianer Unterarm. FCR: M. flexor carpi radialis, PL: M. palmaris longus, PT: M. pronator teres, FDS: M. flexor digitorum superficialis, FDP: M. flexor digitorum profundus.

2 Botulinumneurotoxin

Botulinumneurotoxin (BoNT) ist, in der richtigen Dosis und mit der richtigen Methode angewendet, ein sehr hilfreiches Medikament für die Behandlung von muskulärer Überaktivität (Spastizität, Dystonien, Hemispasmus facialis, überaktive Harnblase). Zudem kann es bei Überaktivität bestimmter Drüsen (Hypersalivation, Hyperhidrosis) eingesetzt werden.

2.1 Vom Gift zum Medikament

Entdeckt wurde der Wirkstoff im Rahmen von Vergiftungen mit BoNT, dem Botulismus. Diese Vergiftung tritt auf, wenn sich eine besondere Bakterienart, Clostridium botulinum, unter strengem Sauerstoffabschluss vermehrt, wie es z. B. in Konservendosen vorkommen kann. Die aktiven Bakterien produzieren BoNT, das bereits in kleinsten Mengen für den Menschen tödlich sein kann.

Seit 1981 wird BoNT auch als Medikament angewendet. Es ist gelungen, BoNT gezielt herzustellen und sehr kleine Mengen so genau zu dosieren, dass BoNT positive Effekte hervorruft.

? Gibt es nur ein Botulinumneurotoxin?

Es gibt 7 Untertypen von BoNT, benannt als „Serotypen A–G" (Abb. 2.1). Medizinisch eingesetzt wird vorwiegend der Serotyp A (Handelsnamen Botox® [onabotulinumtoxin A], Dysport® [abobotulinumtoxin A], Xeomin® [incobotulinumtoxin A]), seltener auch der Serotyp B (Handelsname Neurobloc®). Für die Therapie der Spastizität sind in Deutschland die Präparate Botox®, Dysport® und Xeomin® zugelassen (Stand August 2011).

BoNT ist ein relativ großer Eiweißstoff, der zwar über den Magen aufgenommen werden kann (Vergiftungen), aber nicht durch die Haut wandert. Daher muss BoNT in der medizinischen Anwendung gespritzt werden, entweder in den jeweiligen Muskel oder in die jeweilige Drüsenregion.

? Wie wirken die Botulinumneurotoxine?

Seine Wirkung entfaltet BoNT nicht direkt an der Muskelfaser oder der Drüsenzelle, sondern in der Nervenfaser, die die Muskelfaser oder Drüsenzelle steuert. Es verhindert die Ausschüttung von Azetylcholin, das als Botenstoff die Muskelfasern oder Drüsenzellen aktiviert.

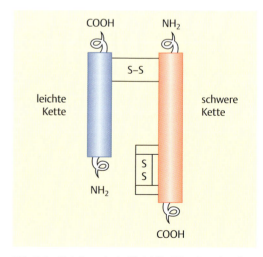

Abb. 2.1 Botulinumtoxin-Molekül. Die Grundstruktur besteht aus einer leichten und einer schweren Molekülkette, die über eine Disulfidbrücke miteinander verbunden sind.

Wie wirkt Botulinumtoxin im Detail?

- **Bindung:** BoNT wird durch einen besonderen, spezifischen Mechanismus an die Nervenendigungen gebunden (Abb. 2.2).
- **Internalisierung:** BoNT wird in ein Zellbläschen (Vesikel) aufgenommen (Abb. 2.3).
- **Translokation:** Aus dem Vesikel wird der aktive Teil von BoNT freigesetzt.
- **Proteinspaltung:** Das aktive BoNT spaltet verschiedene Eiweiße (SNAP25, SNARE, VAMP, „Proteinspaltung").
- **Blockade:** Ohne diese Eiweiße kann Azetylcholin die Nervenendigung nicht mehr verlassen (Abb. 2.4).

Diese Wirkung ist pharmakologisch nicht mehr aufzuheben, wird aber durch natürliche biologische Prozesse rückgängig gemacht.

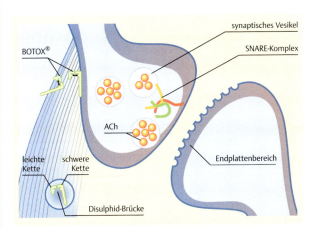

Abb. 2.2 Bindung von Botulinumtoxin. BoNT bindet mit seiner schweren Kette an spezielle Rezeptoren auf der Außenmembran von cholinergen Nervenendigungen. ACh = Azetylcholin. Quellenangaben: Allergan

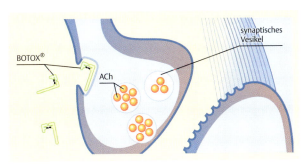

Abb. 2.3 Internalisierung von Botulinumtoxin. Per Endozytose wird BoNT in die Nervenendigung aufgenommen und bildet ein Toxinrezeptorvesikel. Die leichte Kette wird im Vesikel freigesetzt.

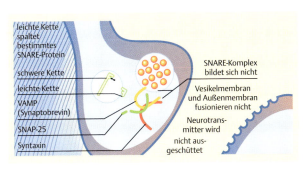

Abb. 2.4 Blockade der Neurotransmission. Die leichte Kette wird aus dem Vesikel freigesetzt und spaltet SNAP-25, eines der intrazellulären SNARE-Proteine, die für die Ausschüttung des Neurotransmitters Azetylcholin (ACh) zuständig sind. In der Folge können keine ACh-Moleküle in den synaptischen Spalt ausgeschüttet werden, die Muskelaktivität ist blockiert.

? Bringt Aktivierung eine verbesserte Wirkung?

Die spezifische Aufnahme von BoNT (über sog. SV2-Rezeptoren) benötigt aktive neuromuskuläre Endplatten, damit genügend Bindungsstellen vorhanden sind. Daher ist die Stärke der Wirkung auch abhängig von der muskulären Aktivität vor und nach der Injektion. Exakte Daten, wie lange vor und nach der Injektion eine Beübung besonders sinnvoll ist, gibt es bisher nicht.

Es gibt jedoch den klinischen Eindruck von erfahrenen Anwendern, dass die muskuläre Aktivierung
- direkt und
- bis zu 24 Stunden

nach der Injektion besonders effektiv ist. Sie können mit ihrem Patienten aktiv arbeiten oder den Muskel elektrisch stimulieren.

? Hat mein Patient durch die BoNT-Behandlung Schmerzen?

Die Injektion selbst kann kurzfristig schmerzhaft sein, da in einen angespannten Muskel gespritzt wird. In der Folge werden vorhandene Schmerzen oft gelindert.

? Wann und wie lange wirkt BoNT?

Die Wirkung von BoNT setzt nach 1–7 Tagen ein und hat ihr Maximum nach 2–4 Wochen. Die Wirkung hält für ca. 2–6 Monate an (im Mittel ca. 3 Monate). Sie wird beendet durch die Bildung neuer neuromuskulärer Übertragungsstellen, aber auch durch die „Reparatur" der blockierten Nervenendigungen. Es ist sinnvoll, bereits beim Abflauen der Wirkung erneut zu behandeln, um eine gleichmäßigere Wirkung zu erreichen (Abb. 2.5).

? Wie oft kann die BoNT-Injektion wiederholt werden?

Prinzipiell kann die Injektion beliebig oft wiederholt werden, angepasst an die therapeutischen Ziele. Zur pharmakologischen therapeutischen Breite, Nebenwirkungen und Interaktionen siehe Tabelle 2.1.

Tabelle 2.1 Pharmakologische therapeutische Breite, Nebenwirkungen und Interaktionen von Botulinumtoxin (s. a. Fachinformation/Beipackzettel).

Pharmakologische therapeutische Breite	Mögliche Nebenwirkungen	Interaktionen/ Wechselwirkungen
Erhältliche Präparate können von 1–3 (bis 6) Ampullen dosiert werden. Relevante systemische Nebenwirkungen (Vergiftung) benötigen ca. 30 Ampullen. Daher sehr große therapeutische Breite!	akut lokal: - vermehrte Schwäche des Zielmuskels - Schmerz, Bluterguss (Cave Antikoagulation), Entzündung an der Injektionsstelle akut systemisch: - Mundtrockenheit (gering, BoNT B > A) - trockenes Auge (gering, BoNT B > A) - sehr selten Dysphagie Langzeit: - Wirkungsverlust durch Antikörperbildung (< 1 %, vermeidbar durch Anwendungsstrategie)	Durch die lokale Wirkung im Muskel keine Wechselwirkungen mit sonstigen oralen Medikamenten, Anästhetika usw.

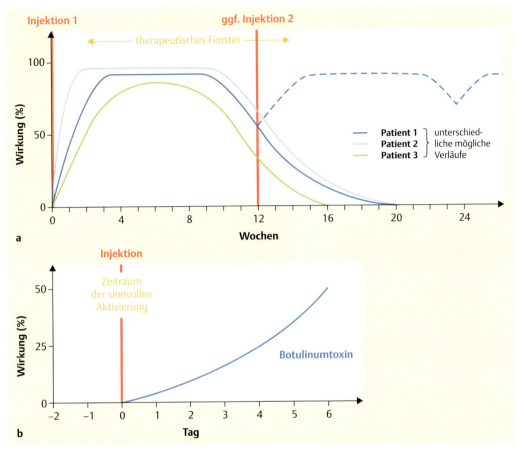

Abb. 2.5a,b a Wirkdauer von Botulinumtoxin. 2 bis 4 Wochen nach der Injektion ist die jeweilige maximale Wirksamkeit erreicht. Innerhalb des therapeutischen Fensters besteht die höchste Wirkung von Botulinumtoxin. Eine zweite Injektion kann gesetzt werden, auch wenn die Wirkung der ersten noch nicht völlig nachgelassen hat. Dieses Verfahren kann mehrmals wiederholt werden, da keine Gewöhnung eintritt. b Wirkungsaufbau in der ersten Woche. Um die Wirkung des Botulinumtoxins zu verbessern, kann einen Tag vor und nach der Injektion die Muskulatur durch physiotherapeutische Maßnahmen aktiviert werden.

Das Wichtigste zu BoNT – kurz gefasst

BoNT ist ein Medikament, das in geübter Hand nur wenige und beherrschbare Nebenwirkungen hat und auf Dauer sicher ist. Bei wiederholten Injektionen ist eine dauerhafte Wirkung vorhanden. Eine Begrenzung für die Zahl der wiederholten BoNT-Anwendungen gibt es nicht.

? **Kann die Spastik verstärkt auftreten, wenn die Wirkung von Botulintoxin nachlässt?**

Nach Rückgang der Wirkung von BoNT tritt die ursprüngliche Spastizität wieder auf. Hinweise auf eine verstärkte Rückkehr gibt es nicht.

3 Module der Spastiktherapie

Kaum eine klinische Diagnose benötigt unter Umständen so viele verschiedene Fachdisziplinen und Kompetenzen wie die spastische Bewegungsstörung. Allein 5 verschiedene Fachärzte, allen voran der Neurologe, aber auch Neurochirurgen, Neuroorthopäden, Rehabilitationsmediziner und Allgemeinärzte sind regelmäßig in die Therapie der Spastik eingebunden.

Aus ärztlicher Sicht konnten im Laufe der letzten Jahre in 2 Bereichen bedeutsame Fortschritte in der Spastiktherapie erzielt werden. Zum einen ist es die Einführung von BoNT vor ca. 15 Jahren, die bei der fokalen muskulären Spastik einen Meilenstein in unseren therapeutischen Bemühungen darstellt. Zum anderen sind es aus orthopädisch operativer Sicht die vermehrt unter anatomisch funktionellen Gesichtspunkten durchgeführten Stellungskorrekturen, die die Bezeichnung Neuroorthopädie für diese Fachrichtung rechtfertigen.

Gleichwohl ist es der therapeutische Bereich, der in den letzten Jahren entscheidende Impulse zur Verbesserung der Spastiktherapie gesetzt hat. So werden heute neben den „traditionellen" viele moderne und teilweise evidenzbasierte Ansätze umgesetzt. Dazu gehören insbesondere repetitive, aufgabenspezifische aktive Übungsbehandlungen und Lokomotionstherapien, die sowohl für die obere als auch für die untere Extremität zur Verfügung stehen. Beispielhaft sollen hier für die obere Extremität die Constrained induced Movement Therapy (CIMT) und das Arm-BASIS-Training genannt werden. Die wissenschaftlichen Grundlagen lieferte Woldag. Für die unteren Extremitäten sollen das Laufband und der Gangtrainer angeführt werden, die auf grundlegenden Arbeiten von S. Hesse basieren.

Im Folgenden werden die wichtigsten weiteren Fachdisziplinen und Möglichkeiten der Spastiktherapie vorgestellt (Tab. 3.1). Die Auflistung erhebt weder den Anspruch auf Vollständigkeit (z. B. fehlen Wassertherapie, Hippotherapie, Musiktherapie, Feldenkrais-Therapie), noch wird sie bei größerem Interesse ein vertiefendes Studium oder Schulungen ersetzen. Gleichwohl soll sie die Möglichkeiten der Spastiktherapie grob skizzieren.

Tabelle 3.1 Module der Spastiktherapie.

Maßnahme und Fachrichtung	Bei welcher Verteilung der Spastik sinnvoll?	Welche Möglichkeiten bietet die Fachrichtung?	Wirkungsort	Wirkungsprofil – Wo wirkt die Maßnahme besonders?	Wann ist die Maßnahme sinnvoll?
1. Physiotherapie Physiotherapeut	generalisiert, segmental, fokal, Halbseitenspastik	Die Physiotherapie mit ihren vielfachen therapeutischen Ausrichtungen ist in der Spastiktherapie obligat. Die anzuwendenden Techniken richten sich ausschließlich nach den zu erarbeitenden Teilhabezielen aus.	neuromuskuläres System	Physiotherapie ist unabhängig von der Verteilung der Spastik anzuwenden. Ein spezifisches Wirkungsprofil ist somit nicht zu erstellen.	Wenn spastisch bedingte Bewegungsstörungen vorliegen, ist der physiotherapeutische Ansatz vorwiegend auf der Körperfunktionsebene und der Aktivität zu sehen. Der physio- und ergotherapeutische Synergismus ist der jeweiligen Einzeltherapie überlegen.
2. Ergotherapie Ergotherapeut	generalisiert, segmental, fokal, Halbseitenspastik	Die Domäne sind alltagsrelevante Störungen jeder Genese.	neuromuskuläres System	Nicht nur an den oberen Extremitäten; es besteht Konsens, dass darüber hinaus auch Einfluss auf die posturale Kontrolle und somit auf die gesamte Spastik genommen werden kann.	Wenn spastisch bedingte Bewegungsstörungen vorliegen, ist der ergotherapeutische Ansatz vorwiegend auf der Aktivitäts- und Partizipationsebene zu sehen. Der physio- und ergotherapeutische Synergismus ist der jeweiligen Einzeltherapie überlegen.
3. Physikalische Maßnahmen Physio- und Ergotherapeut, Masseur	segmental, fokal	Elektrotherapien (z. B. Muskelaufbau durch mittelfrequente Wechselströme bei Inaktivitätsatrophie, Erwärmung durch hochfrequente Ströme); Lymphdrainagen (z. B. Ödem bei paretischer Hand); Erwärmung oder Kühlung durch Auflagen oder Packungen, Kryotherapie (z. B. verbesserte Handöffnung im Eiswasser); Ultraschalltherapien und Iontophoresen (z. B. Gewebslockerung und Einbringen von antiphlogistisch und analgetisch wirkenden Medikamenten)	Muskel Bindegewebe	Die Anwendungen sind an allen Körperabschnitten anzuwenden (wirken primär auf Körperstrukturebene) und die Wirkungsweise ist je nach Anwendung sehr unterschiedlich.	Es handelt sich höchstens segmental anzuwendende, **ergänzende und unterstützende Maßnahmen,** um z. B. tonussenkende, analgetische, abschwellende oder stoffwechselbeinflussende Wirkungen zu erzielen.

Fortsetzung nächste Seite

Tabelle 3.1 Module der Spastiktherapie. *(Fortsetzung)*

Maßnahme und Fachrichtung	Bei welcher Verteilung der Spastik sinnvoll?	Welche Möglichkeiten bietet die Fachrichtung?	Wirkungsort	Wirkungsprofil – Wo wirkt die Maßnahme besonders?	Wann ist die Maßnahme sinnvoll?
4. Pflege Gesundheits- und Krankenpfleger, Sozialdienstmitarbeiter	generalisiert, segmental, fokal, Halbseitenspastik	Lagerungstechniken Transfer Eine spezielle Positionierung ist notwendig, wobei die Überlegenheit bestimmter Techniken nicht nachgewiesen ist.		Primär wirkt die Maßnahme auf allen Ebenen der Körperstruktur und Körperfunktion.	Diese Maßnahme ist meist Teil der stationär durchgeführten Spastiktherapie. Im ambulanten Bereich können z. B. Mitarbeiter eines ambulanten Pflegedienstes nach patientenspezifischer Schulung die Spastikbehandlung unterstützen (Lagerung, Transfer, Positionierung im Rollstuhl, Schienenanlage oder -abnahme, Medikamentengabe)
5. BoNT Neurologe Neuropädiater Rehamediziner	segmental, fokal, halbseitig	BoNT ist Mittel der Wahl, um eine fokale Spastik zu behandeln.	Muskel	Die Injektion reduziert die Spastik, verbessert aber allein nicht Aktivität und Partizipation.	Verbesserung von Aktivität und Partizipation durch Physio- und Ergotherapie.
6. Verbände Physio- und Ergotherapeuten	fokal	**Redression** Die Technik der Redressionsverbände muss in speziell angebotenen Kursen erlernt werden und erfordert viel Erfahrung. Die Verbände werden im mehrtägigen Wechsel angelegt und die Stellung des Gelenks behutsam in Richtung funktioneller Stellung korrigiert („serielles Gipsen"). Während der Redression muss die Therapie fortgesetzt werden.	Muskel Bindegewebe	Redressionen sind an Ellenbogen, Hand, Knie und Fuß möglich.	Wenn BoNT + Therapie keine ausreichende Stellungskorrektur herbeiführen können und/oder zusätzliche therapeutisch nicht zu überwindende bindegewebige Veränderungen vorliegen. Wenn bei ausgeprägter Tetraspastik die verantwortbare Gesamtdosis überschritten würde, könnten in einer Behandlungsphase z. B. die obere Extremität mit BoNT behandelt und gleichzeitig die unteren Extremitäten redressiert werden.

Tabelle 3.1 Module der Spastiktherapie. *(Fortsetzung)*

Maßnahme und Fachrichtung	Bei welcher Verteilung der Spastik sinnvoll?	Welche Möglichkeiten bietet die Fachrichtung?	Wirkungsort	Wirkungsprofil – Wo wirkt die Maßnahme besonders?	Wann ist die Maßnahme sinnvoll?
	fokal	**Schienen** Die Schienenversorgung sollte in speziell angebotenen Kursen erlernt werden und erfordert viel Erfahrung.		Eine Schienenversorgung ist an Ellenbogen, Hand, Knie und Fuß möglich.	Schienen dienen der Sicherung einer Gelenkstellung. Sie können keine Stellungskorrektur herbeiführen.
7. Orale Antispastika Neurologe, Allgemeinmediziner, Rehamediziner	generalisiert, segmental, Halbseitenspastik	generalisierte Tonussenkung Das am häufigsten verwendete orale Antispastikum ist Baclofen (z. B. Lioresal). Aber auch Mehrfachmedikationen sind möglich. Die häufigsten Medikamente neben Baclofen sind Tolperison (z. B. Viveo, Mydocalm), Tizanidin (z. B. Sirdalut) und Dantrolen (z. B. Dantamacrin)	Muskel	generalisierte Tonussenkung (proximal betont) Oft sieht man im therapeutischen Alltag meist wesentlich mehr Wirkung am Rumpf und den rumpfnahen Gelenken. Bei der Behandlung fokaler Spastik ist die Injektion von BONT oralen Pharmaka überlegen.	Erste Maßnahme bei generalisiertem oder segmentalem Spastikbeginn oder zur dauerhaften Reduzierung des spastischen Muskeltonus, wenn keine Nebenwirkungen auftreten. Die häufigsten **Nebenwirkungen** sind: • Baclofen: Müdigkeit, Magen-Darm-Störungen • Tizanidin: Müdigkeit, niedriger Blutdruck, allergische Reaktionen, Magen-Darm-Beschwerden • Dantrolen: Müdigkeit, Magen-Darm-Beschwerden, Leberfunktionsstörungen

Fortsetzung nächste Seite

Tabelle 3.1 Module der Spastiktherapie. *(Fortsetzung)*

Maßnahme und Fachrichtung	Bei welcher Verteilung der Spastik sinnvoll?	Welche Möglichkeiten bietet die Fachrichtung?	Wirkungsort	Wirkungsprofil – Wo wirkt die Maßnahme besonders?	Wann ist die Maßnahme sinnvoll?
8. Neurochirurgie Neurochirurg	generalisiert, segmental, eventuell Halbseitenspastik.	**intrathekale Baclofentherapie (= Baclofenpumpe)** Die Pumpe wird in einer Weichteiltasche am Unterbauch implantiert. Über einen Katheter unter der Haut wird das Medikament in die das Rückenmark umgebende Flüssigkeit abgegeben (dauerhaft, aber auch Bolusgaben sind möglich). Durch die gezielte Gabe sind deutlich geringere Dosen nötig als bei oraler Gabe von Baclofen. Somit deutlich geringere Nebenwirkungsrate.	Muskel	beinbetonte Tonussenkung (proximal betont) Wie auch bei den oralen Antispastika ist die Wirkungsentfaltung proximal ausgeprägter als distal, aber die distale Wirkung meist besser als bei den oralen Medikamenten.	Falls selbst eine orale Mehrfachmedikation die Spastik nicht beherrschen kann, ist die Überprüfung einer Baclofenpumpe sinnvoll. Baclofen wird zum Wirksamkeitsnachweis direkt in den Wirbelkanal injiziert (Bolusgabe) oder für einige Tage über eine externe Pumpe und einen Katheter verabreicht. Erst dann wird entschieden, ob eine Pumpe dauerhaft implantiert wird. Das Medikament wirkt vor allem an den Beinen. Nur wenn die Katheterspitze im Rückenmarkskanal vom Operateur weit nach oben geschoben wurde, ist eine Wirkung auf die Arme zu erwarten.
	fokal	**selektive motorische Neurotomie** Die motorischen Fasern zum spastischen Muskel werden durchtrennt. Durch Ableitung der somatosensiblen, evozierten Potenziale können die motorischen Fasern besser identifiziert werden.	Muskel	Die Wirkung besteht am einzelnen operierten Muskel. Dadurch entsteht der gleiche Effekt wie bei einer dauerhaften BoNT-Wirkung. Aber der Eingriff hat teils ernste Nachwirkungen (z. B. postoperative Schmerzen) und wird in Deutschland nur selten angeboten.	Wenn durch BoNT (evtl. mit Redression) und Therapie keine befriedigende Stellungskorrektur zu erzielen ist, kann an diese Maßnahme gedacht werden (siehe aber auch Neuroorthopädie: Sehnen- und Muskelverlängerungen)

3 Module der Spastiktherapie 15

Tabelle 3.1 Module der Spastiktherapie. *(Fortsetzung)*

Maßnahme und Fachrichtung	Bei welcher Verteilung der Spastik sinnvoll?	Welche Möglichkeiten bietet die Fachrichtung?	Wirkungsort	Wirkungsprofil – Wo wirkt die Maßnahme besonders?	Wann ist die Maßnahme sinnvoll?
9. Neuroorthopädie Orthopäde mit speziellem Fachkenntnis	segmental, fokal	Lösen von Verwachsungen Gelenkmobilisierungen und Kapsulotomien bei Kontrakturen	Bindegewebe	Durch die neuroorthopädische Intervention ist in der Regel eine vollständige Stellungskorrektur möglich.	Indiziert, wenn bei bindegewebigen Kontrakturen konservative Maßnahmen (z.B. Redression + Therapie + Orthesen) nicht mehr ausreichen.
		Muskel- und Sehnenverlängerungen	Muskel Sehne	Durch die neuroorthopädische Intervention ist in der Regel eine vollständige Stellungskorrektur möglich.	Wenn durch BoNT (evtl. mit Redression) und Therapie keine befriedigende Stellungskorrektur zu erzielen ist, ist diese Methode meist Mittel der Wahl. Diese Maßnahme sollte aber auch dann diskutiert werden, wenn regelmäßige BoNT-Injektionen (z.B. 3–4×/Jahr) notwendig sind und das Ergebnis nur mit intensiver Therapie und evtl. Sicherung durch Orthesen zu halten ist.
	segmental, fokal	Muskel- und Sehnenverlagerungen, Muskeltranspositionen	Muskel Sehne	Durch die neuroorthopädische Intervention ist in der Regel eine vollständige Stellungskorrektur möglich	Indiziert, wenn nur durch Änderung der Zugrichtung eines Muskels eine Stellungskorrektur herbeigeführt werden kann. Z. B. kann der M. flexor carpi ulnaris mit seinem Ansatz auf die Streckseite verlagert werden und so die Handgelenksextension unterstützen oder der M. tibialis anterior wird mit der Hälfte seiner Sehne auf der Fußaußenseite fixiert und unterstützt die Korrektur des supinierten, adduzierten Fußes.
	segmental, fokal	Knochen (Derotationen, Valgisierung, Varisierung)	Knochen	Durch die neuroorthopädische Intervention ist in der Regel eine vollständige Stellungskorrektur möglich.	Neuroorthopädische Eingriffe am Knochen sind im Rahmen einer Spastiktherapie meist beim Kind mit einer infantilen Zerebralparese notwendig und können nur im Rahmen eines stationären Aufenthalts durchgeführt werden.

4 ICF in der Spastiktherapie[1]

Die ICF spielt eine bedeutende Rolle in der neurologischen Rehabilitation und somit auch in der Spastiktherapie. Sie wurde offiziell von der Weltgesundheitsorganisation 2001 vorgestellt. Die Einführung dieses biopsychosozialen Modells markiert einen Paradigmenwechsel, weg von einer nur diagnose- und defizitorientierten Sicht, hin zu einer Betrachtung des kranken Menschen in seinen biografischen und sozialen Beziehungen.

Die Aspekte der individuellen Kompensationsfähigkeit, der persönlichen Einstellungen und Ressourcen müssen ebenso betrachtet werden wie die Barrieren oder hemmende Einstellungen. Die „gemeinsame Sprache" spiegelt diese Philosophie wider. Betroffene und ggfs. Angehörige können somit besser in die Therapie eingebunden werden.

Das Konzept der ICF ist schon heute aktueller Maßstab im Bereich von Gesetzen, Verordnungen und Richtlinien. Kaum ein entsprechendes Dokument kommt ohne Bezug auf die ICF aus (Tab. 4.1, Abb. 4.1 und 4.2).

Die ICF hat Einzug gefunden in:
- das Sozialgesetzbuch IX „Rehabilitation und Teilhabe behinderter Menschen"
- die „Rehabilitationsrichtlinie nach § 92 SGB V" des gemeinsamen Bundesausschusses
- die „Rahmenempfehlungen zur ambulanten Rehabilitation" der Bundesarbeitsgemeinschaft für Rehabilitation (BAR)
- die sozialmedizinische Begutachtung
- die Begutachtung der gesetzlichen Krankenversicherung

---

[1] ICF = Internationale Klassifikation der Funktionsfähigkeit, Behinderung und Gesundheit.

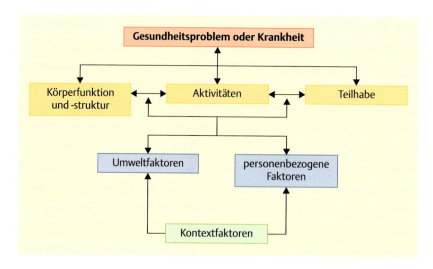

Abb. 4.1 Schematischer Aufbau der ICF und die Beziehung der Begriffe zueinander. Quelle: Rentsch und Bucher [19].

Tabelle 4.1 Auswahl von Begriffen aus der ICF, die in der therapeutischen Praxis angewendet werden sollten. Quellen: [17,18].

Begriff	Erklärung
Körperfunktion	Funktion von Organen oder Körperstrukturen, z. B. Sehen, Hören, Sprechen, neuropsychologische Funktionen wie Orientierung, Gedächtnis; Herz-Kreislauf-Funktion, Atmung, Verdauung und Ausscheidung, aktives und passives Bewegungsausmaß
Körperstruktur	anatomisch hinsichtlich Lage, Form, Beschaffenheit und Zusammenhang definierte Organe oder Organsysteme, z. B. Atmungsorgane, Extremität, Gehirn
Aktivität	komplexere, zweckgebundene und sich damit von der reinen Körperfunktion unterscheidende Handlung in einer Situation, z. B. das selbstständige Zähneputzen, der selbstständige Transfer
Teilhabe (Partizipation)	passive oder aktive Teilhabe an wichtigen Lebensbereichen, z. B. am gesellschaftlichen Leben. Diese Teilhabe bedeutet, bis zu einem gewissen Grad eigenständig und fähig zu sein, an der Lebenssituation Anteil zu nehmen, auch wenn die dazu nötigen Aktivitäten nicht selbst durchgeführt werden können oder Hilfsmittel bzw. Hilfspersonen erfordern.

Kontextfaktoren	Bezeichnung für alle Gegebenheiten des Lebenshintergrunds einer Person. Diese werden unterteilt in **Umweltfaktoren** und **personenbezogene Faktoren**.
	- **Umweltfaktoren**
	    - häusliche und familiäre (Wohn-)Situation einer Person
	    - Arbeitsplatz
	    - finanzielle Situation
	    - soziales Netz
	- **personenbezogene Faktoren**
	    - z. B. Alter, Vorerkrankungen, Beruf, Lebenseinstellung, Charakter, Interessen
	In allen beschriebenen Bereichen können sich die Lebensumstände entweder fördernd oder hemmend auf den weiteren Verlauf auswirken, deshalb wird unterschieden in
	- **günstige** (Förderfaktor) und
	- **ungünstige** (Barriere) Kontextfaktoren.

Lebensbereiche (Domänen)	Wichtige Bereiche sind (adaptiert an unsere Patienten): - Bewegung und Mobilität - Kommunikation - Nahrungsaufnahme - Selbstständigkeit in den AdLs - Gemeinschaft erleben, zwischenmenschliche Beziehungen - Lernen und Wissensanwendung zur Problemlösung
Kapazität (Leistungsfähigkeit)	maximales Leistungsniveau unter standardisierten Mess-/Testbedingungen in einem therapeutischen Kontext (z. B. Gehstrecke auf dem Laufband; Benzinverbrauch eines Autos laut Hersteller
Performance (Leistung)	Leistung des Patienten in seinem persönlichen Alltagskontext (z. B. Gehstrecke in der Wohnung, auf unebenem Untergrund; tatsächlicher Benzinverbrauch eines Autos im Alltag)

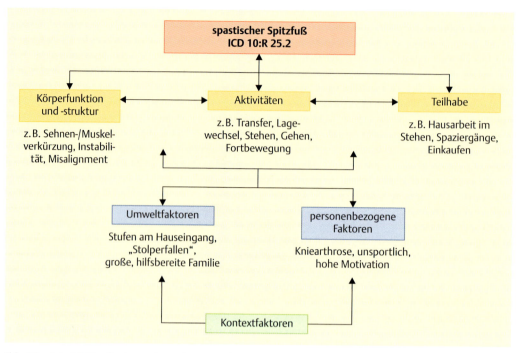

Abb. 4.2 Beispiel für die Anwendung der ICF auf einen Patienten mit spastischem Spitzfuß. Quellenangaben: ergänzt, Rentsch und Bucher [19].

Möglichkeiten der ICF:
- gemeinsame Sprache von Patienten, Ärzten, Pflegepersonal, Therapeuten, Kostenträgern und Angehörigen
- sinnvoll für Studien (Codierung einzelner Funktionen und Zuordnung zu entsprechenden Lebensbereichen)
- international anerkannt
- Formulierung eines gemeinsamen Therapieziels, das Ihren Patienten „wirklich weiterbringt"

4.1 SMART-Regel

Die SMART-Regel ist ein konzeptionelles Hilfsmittel, um die ICF im Therapiealltag umzusetzen und die Zielerreichung zu reflektieren.

Durch die Injektion in den spastischen Muskel wirkt BoNT-A zunächst nur auf der Körperstrukturebene. Ob sich daraus Fortschritte auf der Aktivitäts- und Partizipationsebene ergeben, liegt an den kognitiven und motorischen Möglichkeiten des Patienten, dessen Motivation, der Qualität Ihrer Therapie und v. a. an der Güte des formulierten Zieles.

Die SMART-Regel kommt ursprünglich aus dem Projektmanagement und fasst alle Forderungen zusammen, die an eine Zielsetzung zu stellen sind (Tab. 4.2).

In der Therapie mit BoNT unterscheiden wir zwischen einer pflegerischen und einer therapeutischen Indikation.

Beispiel. Ein Patient hat gefaustete und geschlossene Hände. Diese riechen unangenehm als Zeichen schwer durchzuführender Hygiene. Es treten Schmerzen bei der Reinigung auf. Der Zeitbedarf ist enorm. Der Daumen zeigt minimale Willkürmotorik im Rahmen der Extension.

Tabelle 4.2 SMART-Regel.

	Bedeutung	Forderung an die Zielsetzung
S	**s**pecific =, spezifisch	Das Ziel wird genau definiert.
M	**m**easurable =, messbar	Das Ziel ist messbar und überprüfbar.
A	**a**chievable = erreichbar	Das Ziel muss für den Patienten und/oder seinen Angehörigen unter Beachtung der Kontextfaktoren erreichbar sein.
R	**r**elevant = bedeutsam, akzeptiert	Das Ziel muss für den Patienten wichtig sein (nicht für den Therapeuten).
T	**t**imed = zeitlich festgelegt	Der Zeitrahmen ist genau bestimmt.

> **Bedeutung von ICF für Ihre therapeutische Arbeit**
>
> - Smarte Ziele motivieren Patient und Therapeut
> - Mitverantwortung der Patienten und Angehörigen in der Therapie
> - zielorientiertes Zeitmanagement
> - gemeinsame Sprache zwischen Arzt und Therapeut
> - bessere Verständigung zwischen Kostenträgern und Leistungserbringern
> - professionelle Außendarstellung

In einem Zeitrahmen von 4 Wochen wären folgende Ziele zu erreichen:
- pflegerisch
  - schmerzfreie Pflege der Hände
  - Halbierung des Zeitaufwands
- therapeutisch
  - Patient kann mit dem Daumen auf Ja-Nein-Fragen mit Strecken des Daumens für „ja" reagieren.

Im Gegensatz dazu sind die folgenden Zielvorgaben nicht sinnvoll:
- „Die Hand soll locker sein."
- „Das Knie soll gestreckt werden."
- „Das Gehen soll sich verbessern."

Ein nicht SMART formuliertes Ziel, das sich ausschließlich auf die Körperstrukturebene bezieht, bringt nicht zwangsläufig Vorteile für den Patienten. Die Überlegung muss immer lauten: Bringt die Veränderung der Körperstruktur Vorteile im Alltag des Patienten oder stört die derzeitige Situation nur das therapeutische Empfinden des Behandlers?

4.2 Assessments

Wollen Sie den Erfolg und die Qualität Ihrer Therapie schnell und kostengünstig Ihren Patienten, dem Arzt, den Kostenträgern und sich selbst nachweisen und die Motivation Ihres Patienten deutlich positiv beeinflussen? Wenn ja, dann erhalten Sie im Folgenden Anregungen zum Nachweis Ihrer effektiven und effizienten Therapie. Kostenübernahmen werden immer kritischer beurteilt mit der Folge, dass für stationäre und ambulante Rehabilitationsmaßnahmen immer weniger Zeit zur Verfügung steht. Basierend auf ICF und SMART werden individuelle Rehabilitationsziele formuliert, der Verlauf durch Assessments kontrolliert und das Ergebnis gemessen. Alle klinischen Testverfahren sollen unabhängig von der eigenen Wahrnehmung messen.

Assessments dokumentieren den Weg zum Ziel: Be smart(!)

Assessments sollen auch bei wiederholten Messungen zuverlässige und wiederholbare Ergebnisse (Reliabilität) liefern, messen, was sie vorgeben zu messen (Validität) und klinisch relevante Veränderungen (Responsivität) erfassen. Bei der Auswahl der Tests für Ihre Praxis wurde zwar auf diese Gütekriterien geachtet. Es werden aber auch Tests vorgestellt, bei denen die Überprüfung der Güte noch aussteht, die wir aber trotzdem für empfehlenswert halten.

Die zeitlichen Möglichkeiten in Ihrem klinischen Alltag sind sicherlich sehr begrenzt, sodass regelmäßige Messungen einfach anzuwenden sein müssen und somit keinen großen Schulungs- oder Materialaufwand erfordern dürfen (Praktikabilität). Deswegen empfehlen wir bei einer Kombination aus BoNT und Ihrer Therapie:

- die Messung der Winkelfreiheitsgrade, Range of Motion (**ROM**)
- die Beurteilung der Spastikausprägung (**Ashworth-Skala**)
- generell die Überprüfung, ob das Ziel erreicht wurde, Goal Attainment Scale (**GAS**)
- zusätzlich, wenn Ihr Therapieziel die Schmerzreduktion ist, die numerische Analogskala (**NAS**)

ROM und modifizierte Ashworth-Skala

Die Messung der Winkelfreiheitsgrade (ROM) und die Beurteilung der Spastik (Ashworth-Skala) vor und mehrmals nach der Injektion helfen, den lokalen Effekt der BoNT-Injektion auf der Ebene der Körperstruktur nachzuweisen und Veränderungen zu quantifizieren. Bei beiden Verfahren ist die Messungenauigkeit bei unterschiedlichen Anwendern hoch (Interrater-Variabilität), d. h. die Wiederholbarkeit der Ergebnisse (Reliabilität) ist klein. Da Sie aber die Auswertungen selbst durchführen werden, ist dieser Aspekt zu vernachlässigen.

Tabelle 4.3 Modifizierte Ashworth-Skala (MAS).

Stufe	Beschreibung
0	keine Zunahme des Muskeltonus
1	leichte Zunahme des Muskeltonus oder minimaler Widerstand gegen Ende
1+	leichte Zunahme des Muskeltonus, gefolgt von minimalem Widerstand
2	ausgeprägtere Zunahme des Widerstands, passive Bewegung leicht
3	passive Bewegung schwierig
4	keine passive Bewegung

Die Messung von Winkelfreiheitsgraden an Gelenken ist Ihnen aus Ihrer Ausbildung bekannt. Auch in der Spastiktherapie ist der Ausgangspunkt die Neutral-Null-Stellung. Die Messung mit einem Goniometer reicht aus.

Die Ashworth-Skala (Tab. 4.3) dient der Erfassung der Spastik eines Muskels oder einer Muskelgruppe (s. auch Kap. 5 Redression)

Muskelfunktionstest (MFT)

Auch: manueller Muskeltest (MMT) nach Kendall, Daniels und Wortingham

Der Therapeut fordert den Patienten auf, einen Muskel ohne Schwerkraft oder gegen diese bis zum maximalen Widerstand anzuspannen. Gemessen wird die simultane Kraftentwicklung von Patient und Untersucher, möglichst angenähert an die funktionelle Ausgangsstellung.

Die Skalierung erfolgt in Form einer Ordinalskala von 0–5.

0 = keine Kontraktion sicht- oder fühlbar
1 = sicht- oder tastbare Kontraktion
2 = Bewegung bei Ausschaltung der Schwerkraft möglich
3 = Bewegung gegen Schwerkraft möglich
4 = Bewegung gegen Widerstand möglich
5 = normal

Gib GAS!

Patient und Therapeut formulieren gemeinsame Ziele auf der Ebene der Teilhabe. Diese Ziele können sowohl quantitative als auch qualitative Merkmale beinhalten. In jedem Fall muss das Ziel für den Patienten bedeutsam und erreichbar sein (siehe Abschnitt Smart-Regel).

Für jedes Ziel sind 5 mögliche Werte definiert. Das optimale Ergebnis ist ein Wert von 0.

+ 2 = Ergebnis viel besser als die Zielsetzung
+ 1 = Ergebnis etwas besser als die Zielsetzung
  0 = Zielsetzung erreicht
− 1 = Zustand unverändert oder Ergebnis etwas schlechter als die Zielsetzung
− 2 = Ergebnis viel schlechter als die Zielsetzung

Sowohl positive als auch negative Werte zeigen, dass das Ziel nicht optimal formuliert oder die Maßnahmen nicht richtig gewählt wurden. Es kann auch sein, dass wesentliche Befunde oder Faktoren in ihren Auswirkungen nicht erkannt oder nicht richtig eingeschätzt wurden.

Beispiel. Bei positiven Werten könnten Willküraktivitäten, die Motivation des Patienten oder fördernde Kontextfaktoren unterschätzt, bei negativen Werten diese überschätzt worden sein.

Mach NAS!

Die numerische Analogskala kann v. a. die subjektive Einschätzung des Patienten oder des betreuenden Umfelds abbilden. Deswegen wird diese Skala zur Beurteilung von Schmerzen verwendet. Bei der numerischen Analogskala wird eine Strecke durch Zahlen (meist zwischen 0 und 10) unterteilt. „0" bedeutet Schmerzfreiheit, „10" maximal vorstellbare Schmerzen. Der Patient kreuzt die entsprechende Zahl an (Abb. 4.3). Auch Smiley-Schemata sind möglich (Abb. 4.4).

Man unterscheidet die numerische Analogskala von der visuellen Analogskala (VAS). Bei der visuellen Analogskala (VAS) ist die Strecke nur durch die Endpunkte markiert.

Über die beschriebenen, sehr empfehlenswerten Assessments hinaus haben wir aus der Fülle dieser Tests eine Auswahl getroffen und der oberen und unteren Extremität zugeordnet (Abb. 4.5). Diese weiteren Tests sind im Praxisalltag sicherlich Einzelbeobachtungen vorbehalten. Im Anhang ab Seite 65 finden Sie Vorschläge für weitere Assessments, die sie in ihrer Praxis verwenden können.

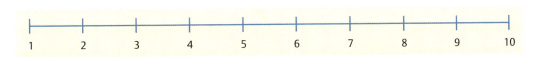

Abb. 4.3 NAS. Bitte markieren Sie auf der Skala, wie stark Sie das Symptom bewerten.

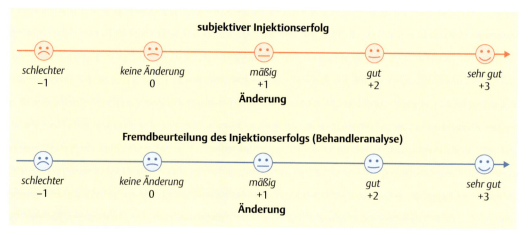

Abb. 4.4 NAS-Smiley-Schema.

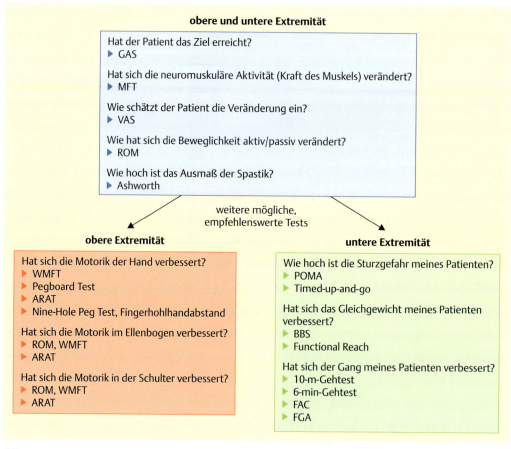

Abb. 4.5 Algorithmus obere und untere Extremität. Eine kurze Erläuterung der Tests finden Sie im Anhang ab S. 65.

Internetadressen und Literaturempfehlungen zum Thema ICF

[1] www.bar-frankfurt.de, Praxisleitfaden 1–3
[2] www.deutsche-rentenversicherung-bund.de
[3] Download der Publikation „Die Internationale Klassifikation der Funktionsfähigkeit, Behinderung und Gesundheit der Weltgesundheitsorganisation (WHO)- Kurzeinführung"
[4] www.dimdi.de
[5] www.who.org
[6] Rentsch HP, Bucher PO. ICF in der Rehabilitation, Die praktische Anwendung der internationalen Klassifikation der Funktionsfähigkeit, Behinderung und Gesundheit im Rehabilitationsalltag, 2006
[7] Schuntermann MF. Einführung in die ICF,
[8] Grundkurs-Übungen-Offene Fragen, 2009

Internetadressen und Literaturempfehlungen zum Thema Assessments

[9] www.assessment-info.de
[10] www.dve.info
[11] www.igptr.ch
[12] www.mt-dok.de
[13] www.thieme.de/physioonline
[14] Schädler S, Kool J, Lüthi H et al. Assessments in der Rehabilitation. Band 1: Neurologie, 2009
[15] Oesch P, Hilfiker R, Kool J et al. Assessments in der Rehabilitation. Band 2: Bewegungsapparat, 2010
[16] Büsching G et al. Assessments in der Rehabilitation. Band 3: Kardiologie und Pneumologie, 2008

Verwendete Literatur

[17] Bundesarbeitsgemeinschaft für Rehabilitation, Hrsg. ICF-Praxisleitfaden 2, 2008
[18] Download der Publikation: Schädler S, Kool J, Lüthi H et al. Die Internationale Klassifikation der Funktionsfähigkeit, Behinderung und Gesundheit der Weltgesundheitsorganisation (WHO) – Kurzeinführung; Assessments in der Neurorehabilitation 2008; 17
[19] Rentsch HP, Bucher PO. ICF in der Rehabilitation. Schulz-Korcher-Verlag 2006: 25

5 Therapeutische Interventionen

In allen Therapiebereichen ist die Analyse der Problemstellungen des Patienten die Grundlage für die Entwicklung von Arbeitshypothesen, Behandlungszielen und die Überprüfung der Zielerreichung. Analysieren meint das Zerlegen des komplexen klinischen neurologischen Bildes in die unterschiedlichen Problemstellungen des Patienten. Dies ist das notwendige Rüstzeug für die therapeutische Intervention. Der Analyse liegen die Geschichte und das Krankheitsbild zugrunde. In ihr werden das Bewegungsverhalten des Patienten beobachtet, die daraus resultierenden ersten Vermutungen durch Palpation und Bewegungstests weiter differenziert oder aber verworfen.

Aus der Analyse ergeben sich Arbeitshypothesen, die anhand von Parametern überprüft werden:
- Strukturparameter = Messinstrumente auf Körperfunktion/-struktur
- Aktivitätsparameter = Messinstrumente auf Aktivitätsebene)

Nachdem die Hypothese feststeht, werden vor der Behandlung die ersten Ziele nach ICF fixiert.

Die Anwendung von SMART für die gemeinsame multidisziplinäre Zielvereinbarung ermöglicht eine reflektierte und damit effektive Behandlung, um die Ziele zu erreichen. Prämisse für die Zielvereinbarung und -erreichung ist: Die Therapie lässt sich auf allen 3 Ebenen der ICF abbilden (s. Kap. ICF).

5.1 Fallbeispiel Phase D/E

Die 74-jährige Patientin erlitt vor 3 Jahren einen Schlaganfall. Sie lebt selbstständig in einer 3-Zimmer-Wohnung im 4. Stock ohne Aufzug und ist Fußgängerin. Ihre linke Seite ist paretisch. Sie geht mit 4-Punkt-Stock und Fußheberschiene. Ihr Ziel ist das Gehen mit Handstock. In der Befunderhebung stellt sich heraus, dass der paretische Fuß keine Fußheberschwäche zeigt. Vielmehr sind die Plantarflexoren und die langen Zehenbeuger hyperton. Außerdem hat die Patientin durch den Gebrauch des 4-Punkt-Stocks das Belasten des linken paretischen Beins verlernt. Sie gebraucht mehr den 4-Punkt-Stock als das paretische Bein.

Aus diesem Befund ergeben sich folgende gemeinsam vereinbarte **Ziele** im Kontext der ICF:
- Körperfunktion/Körperstruktur
  - Reduzierung des Hypertonus der Plantarflexoren des paretischen Fußes
- Aktivität
  - Verzicht auf die Fußheberschiene
  - Mehrbelastung des paretischen Beines im Schrittstand, Parallelstand und Gang
  - Gehen auf unebenen Flächen außerhalb der Praxis
  - Austauschen des 4-Punkt-Stocks gegen einen Handstock
- Teilhabe
  - Überqueren einer verkehrsreichen Straße
  - Besuch des örtlichen Wochenmarkts und dabei Erproben des Gehens auf Kopfsteinpflaster mit Handstock

Therapievorschläge

Zu den Therapievorschlägen s. Tab. 5.**1**.

Die aktuelle therapeutische Handlungsebene berücksichtigt eine vorbereitende Phase, eine aktivierende Phase und eine eigenaktive Phase in der Therapie. Damit ist aber kein hierarchischer Therapieablauf gemeint. Sie integriert beide Therapiemodelle von Bottom-up und Top-down (Tab. 5.**2**).

Tabelle 5.1 Therapievorschläge.

Primäre Therapien	Synergistische Therapie	Ergänzende Therapien
progressive Physio- und Ergotherapie, evidenzorientiertes Bobath-Konzept in Kombination mit Laufbandtraining und/oder Lokomotionstraining	Erstellung eines zielorientierten Eigenprogramms	Lymphdrainage
Manualtherapie	zielorientierte Positionierung (Lagerung)	klassische Massage
Armfunktionstraining mit evidenzbasierten Methoden wie Repetition mit Variation, Shaping (Aktivitäten an der Leistungsgrenze des Patienten)	aufgabenorientiertes Steh- und Lokomotionstraining in der Kleingruppe (max. 4 Teilnehmer)	Bindegewebsmassage
robotergestütztes Armtraining (**Cave:** erst nach entsprechender funktioneller Untersuchung) Anziehtraining im Stand (durch Ergotherapie, Physiotherapie oder Pflege) angepasst an den Tagesablauf der Patientin	aufgabenorientiertes Hand/Armfunktionstraining in der Kleingruppe (max. 4 Teilnehmer)	
Waschtraining im Stand (durch Ergotherapie, Physiotherapie oder Pflege) angepasst an den Tagesablauf der Patienten	Stehtraining auf der Vibrationsplattform	Wärmeanwendungen wie heiße Rolle oder Fangoapplikationen
	BoNT-Therapie für den Fuß	Elektrotherapie (z. B. biofeedbackgestützt, muskelstimulierend während des Gehens)
Haushaltstraining im Stand	individuelle Fertigung eines Innenschuhs mit Scotch- und Softcast-Material	Entspannungstherapie
Therapie nach Perfetti für die obere und untere paretische Extremität	Posturografie	„Moto-Med"-Training in individuell angepasster Positionierung
	separates Gehtraining mit gleichzeitiger kognitiver Aufgabenstellung Shaping: Handstock, Nordic Walking Stock, ohne Stock	
	separates Gehtraining Shaping: Flur, freies Gelände, Gehparcours, Gehweg, überqueren einer Straße, Aufzug, Rolltreppe,	
	mentales Training (Imaginationstraining)	
	Musiktherapie	

Tabelle 5.2 Top-down und Bottom-up. Wann benötigt der Patient was?

	Bottom-up	Top-down
Ebene	Das Bottom-up-Modell empfiehlt die therapeutische Vorgehensweise zuerst auf der Funktionsebene, bevor auf der Aktivitätsebene behandelt wird.	Das Top-down-Modell empfiehlt eine sofortige therapeutische Intervention auf der Aktivitätsebene.
Vorgehensweise	Der Therapieansatz im Kontext von Bottom-up geht davon aus, dass zuerst einzelne insuffiziente Bewegungskomponenten und störende Kompensationsstrategien des Patienten modifiziert werden müssen, damit anschließend beispielsweise das Aufstehen oder Gehen koordinierter und kontrollierter vom Patienten ausgeführt werden kann.	Die Behandlung im Kontext von Top-down ist ein handlungsorientierter Therapieansatz. Beispielsweise lautet eine bekannte These: Gehen lernt man nur durch Gehen. Dieses Therapiemodell geht davon aus, dass die Funktionsfähigkeit und die Gebrauchsfähigkeit der paretischen Seite im Alltag des Patienten primär durch handlungsorientierte Bewegungsabläufe zurück gewonnen werden.
Hands-on/Hands-off	Die Behandlung beginnt demnach immer auf der strukturellen Ebene mit „Hands-on".	Die Behandlung findet hier primär mit „Hands-off" statt.
Beispiele	<ul><li>Mobilisieren biomechanischer und neuromuskulärer Strukturen</li><li>Erarbeiten der posturalen Stabilität</li><li>Vermitteln posturaler Orientierung mittels entsprechender Afferenzen</li><li>Ökonomisieren des Alignments des Körpers</li><li>Erarbeiten des ökonomischen Zusammenspiels von Agonist und Antagonist</li><li>Krafttraining</li><li>Ausdauertraining</li><li>Ökonomisieren von Bewegungskomponenten in unterschiedlichen Schwerkrafteinflüssen</li><li>Erarbeiten der Anpassungsfähigkeit des Patienten in verschieden Ausgangsstellungen</li><li>spezifischer Gebrauch von Unterstützungsfläche</li></ul>	<ul><li>Vermitteln zielorientierter Bewegungsmuster wie z. B. Transfers</li><li>Vermitteln notwendiger Kompensationsstrategien</li><li>aufgabenorientierte Therapie</li><li>Dual-Tasking-Therapie</li><li>Transfers werden im kompletten Bewegungsablauf trainiert und nicht in einzelnen Bewegungskomponenten</li></ul>

Bedeutung der posturalen Kontrolle in der neurologischen Rehabilitation

Die posturale Kontrolle ist ein wesentlicher Bestandteil in der rehabilitativen Therapie. Posturale Kontrolle ist mehr als nur reaktiver automatischer Gleichgewichtserhalt.

Vielmehr ist die posturale Kontrolle des Menschen vorausschauend, vorausplanend und damit pro-aktiv. Bestandteile der posturalen Kontrolle sind:
- posturale Orientierung
- posturale Stabilität
- Core-Stabilität
- posturaler Tonus
- posturales Alignment

Die posturale Orientierung ist einer der wesentlichen Therapieansätze für die Modifikation des durch die neurologische Schädigung gestörten Körperschemas. Wichtige Afferenzen für das Körperschema sind Füße, Hände, unterer Rumpf, Schultergürtel, HWS, Kopf und das optische System.

Motorik

Die wichtigsten motorischen Lernprinzipien sind:
- Repetition
- Shaping
- alltagsorientiertes Handeln

Jede Form von Bewegungslernen und Vermitteln von Bewegung sollte von Anfang an so aktiv wie möglich durchgeführt werden.

Motorisches Lernen orientiert sich immer am Alltag des Patienten. Der Mensch lernt einfacher, wenn er weiß, wofür er lernt. Das Erlernen des Treppensteigens kann deshalb im Treppenhaus der Praxis oder der Klinik durchaus seitlich bzw. rückwärts stattfinden. Warum? Weil sich der Handlauf im Treppenhaus des Patienten auf der paretischen Seite des Patienten befindet.

Zu Beginn der Therapie werden Gehversuche mit der Patientin durchgeführt. Die stark hypertone plantarflexorische Fußmuskulatur der paretischen Seite verunsichert die Patientin während des Gehens. Nun können mobilisierende Maßnahmen für die stark hypertone plantarflexorische Massenaktivität der paretischen Fußmuskulatur angewandt werden (Bottom-up).

Später wird die nun erreichte Flexibilität und Anpassungsfähigkeit der behandelnden Muskeln in einzelnen Schrittphasen neben der Behandlungsbank erprobt. Diese Maßnahmen ermöglichen dem Patienten das freie Gehen (Top-down).

Als Eigenübung wird der Patientin die Dehnung des M. soleus im Stand empfohlen. Diese therapeutische Vorgehensweise berücksichtigt sowohl das notwendige „Hands-on" zur Vorbereitung als auch die nötigen und wichtigen „Hands-off"-Elemente für das motorische Lernen des Patienten (Top-down).

Redression/Schienen

Redression. Um von einer Redression zu sprechen, müssen muskuläre und/oder bindegewebige Strukturen verkürzt sein. Es liegt eine Einschränkung der passiven Range of Motion vor – dies entspricht einer Ashworth-Skalierung von 4 (0–4). Die Redressionsbehandlung dient der Dehnung und Verlängerung muskulärer und/oder bindegewebiger Strukturen.

Es werden zirkuläre Kunststoffverbände angewendet, die mehrtägig belassen werden. Die Anzahl der notwendigen Verbände ist individuell variabel. Redressionen können an der Hand (inkl. aller Finger), am Ellbogengelenk sowie am Knie- und Fußgelenk eingesetzt werden. Wird am Ellbogen eine Redression ohne BoNT durchgeführt, besteht die Gefahr eines schmerzhaften Mal-Alignments.

Allgemeines nicht gelenkspezifisches Ziel: Dehnung und Verlängerung muskulärer und/oder bindegewebiger Strukturen zur Erweiterung des passiven und aktiven Bewegungsausmaßes.

Schienen. Schienen können schon angewendet werden, wenn noch keine Verkürzungen muskulärer und/oder bindegewebiger Strukturen bestehen. Auch die passive Beweglichkeit muss noch nicht eingeschränkt sein. Die Bewertung nach der Ashworth-Skalierung ergibt einen Wert von ≤ 4 unabhängig vom aktiven Widerstand gegen die Bewegung. Schienen werden nicht zur Dehnung und Verlängerung muskulärer und/oder bindegewebiger Strukturen verwendet. Schienen können prinzipiell an den gleichen Gelenken wie Redressionsverbände angewendet werden.

Allgemeine nicht gelenkspezifische Ziele sind:
- Entwöhnung oder Nachbehandlung nach Redression
- Verhinderung einer drohenden Muskel- und/oder Bindegewebsverkürzung
- Erhalt des noch vorhandenen Bewegungsausmaßes
- Erhalt des Therapieergebnisses
- Unterstützung zur selektiven Muskelfunktionsverbesserung
- Reduktion von Lymphödemen
- Schmerzreduktion

6 Rezepte und Kostenerstattung

Rezepte für zugelassene Anwendungen von Arzneimitteln (inkl. Botulinumneurotoxin/BoNT) müssen von den Krankenkassen in Deutschland aktuell akzeptiert und die Kosten erstattet werden (d.h. die Zulassung beinhaltet die Erstattungsfähigkeit). Dies wird auch als „On-Label-Use" bezeichnet. Jeder approbierte Arzt mit einer KV-Zulassung kann für gesetzlich Versicherte (GKV) Rezepte ausstellen, jeder approbierte Arzt für Privatversicherte (PKV). Dies kann prompt und ohne vorherige Rücksprache passieren, sodass in diesen Fällen sofort behandelt werden kann.

In der Behandlung der Spastizität mit BoNT, bestehen in Deutschland Zulassungen der Präparate Botox®, Dysport® und Xeomin®, die bisher (Stand August 2011) bei Erwachsenen ausschließlich die erworbene Spastizität der oberen Extremität nach Schlaganfall beinhalten. Bei Kindern ist BoNT zur Behandlung des Pes equinus bei ICP zugelassen.

Ist ein Medikament zwar auf dem Markt, aber für eine bestimmte Anwendung nicht zugelassen („Off-Label-Use"), besteht keine prinzipielle Erstattungspflicht der Krankenkassen. Sie können die Erstattung der Kosten ablehnen. Das finanzielle Risiko hat im Fall des GKV-Patienten der rezeptierende Arzt, im Fall des PKV-Versicherten der Patient selbst. Dies ist bei Jahrestherapiekosten von ca. 1500–6000 Euro eine besondere Situation, die im Vorfeld der Behandlung bedacht werden muss.

Der Patient kann versuchen, mit Unterstützung des behandelnden Arztes vor der Behandlung eine Einzelregelung mit seiner Krankenkasse zu vereinbaren („Regressverzicht"). Sollte dies nicht gelingen, kann das Medikament auf einem Privatrezept verschrieben werden und muss dann primär vom Patienten bezahlt werden. Eventuell kann der Patient die Kosten später über das Sozialgericht erfolgreich einklagen. Der Erfolg der Klage ist jedoch jeweils ungewiss.

Die schwierige Situation in der Erstattungspflicht kann dazu führen, dass der Patient mehrmals zum Arzt gehen muss, bevor er eine BoNT-Injektion erhalten kann. Zwischen Antrag und endgültiger Genehmigung können Wochen bis Monate vergehen.

? Wie können Sie den Patienten und den Arzt unterstützen?

Durch einen Befund mit konkreter, SMARTer Zielsetzung nach ICF.

Adressen/Links

[1] Arbeitskreis Botulinumtoxin der Deutschen Gesellschaft für Neurologie: www.botulinumtoxin.de

---

Zulassung von BoNT zur Therapie der Spastizität

Die Zulassungssituation von BoNT-Präparaten zur Therapie der Spastizität ist medizinisch gesehen unsinnig, da die Wirkung von BoNT nicht abhängig ist von der Ursache der Spastizität und auch nicht abhängig ist von der Körperregion.

7 FAQ: Häufige Fragen an uns

Wir Autoren haben die Erfahrung gemacht, dass es eine Reihe immer wiederkehrender Fragen zum Thema Therapie mit Botulinumtoxin gibt, auf die Sie in unserem Buch an den angegebenen Stellen Antworten finden können. Folgende Fragen werden häufig gestellt:

> **?** Wann ist eine Baclofenpumpe indiziert?

Siehe Kapitel 3 Module der Spastiktherapie.

> **?** Welchen Einfluss haben orale Antispastika auf meine Therapie?

Siehe Kapitel 3.

> **?** Welchen Nutzen haben mein Patient und ich als Therapeut von BoNT?

Siehe Kapitel 3 Module und Kasuistiken, Kapitel 8 bis 16.

> **?** Was ist das für ein Gift und wie wirkt es?

Siehe Kapitel 2 Botulinumtoxin.

> **?** Ich behandle meinen Patienten ganzheitlich, warum soll ich einen einzelnen Muskel behandeln?

Wenn ein einzelner Muskel einem sonst möglichen Bewegungsgewinn „im Wege steht", ist es sinnvoll, diesen fokussiert zu behandeln. Dies gilt für Physiotherapie ebenso wie für BoNT-Behandlungen.

> **?** Was muss ich tun, wenn BoNT injiziert ist?

Siehe Kapitel 12 Handfunktion.

> **?** Wie oft darf man BoNT spritzen?

Siehe Kapitel 12 Handfunktion.

> **?** Hat mein Patient durch die BoNT-Behandlung Schmerzen?

Siehe Kapitel 2 Botulinumtoxin.

> **?** Welche Alternativen habe ich, wenn ich kein BoNT benutzen möchte?

Siehe Kapitel 13 Hüftadduktorenspastik.

> **?** Kann es irreversible Schäden geben?

Siehe Kapitel 2 Botulinumtoxin.

? Kann die Spastik verstärkt auftreten, wenn die Wirkung von BoNT nachlässt?

Siehe Kapitel 2 Botulinumtoxin.

? Muss ich die Injektionen selbst bezahlen?

Siehe Kapitel 6 Rezepte und Kostenerstattung.

? Wie lange dauert die Behandlung?

Siehe Kapitel 12 Handfunktion.

? Wie finde ich einen Arzt, der mit Botulinumtoxin arbeitet?

Entweder direkt über die Autoren oder über folgende Internetseite: www.botulinumtoxin.de/zertifizierte_mitglieder.html.

Kasuistiken

8	**Generalisierte Spastik**	34
9	**Schulter**	39
10	**Ellbogen**	43
11	**Hand passiv**	46
12	**Handfunktion**	48
13	**Hüftadduktorenspastik**	51
14	**Kniegelenk**	53
15	**Sprunggelenk**	55
16	**Sprunggelenk und Zehen**	59

8 Generalisierte Spastik

Anamnese

Der 48-jährige Patient erlitt einen hypoxischen Hirnschaden infolge eines Herzinfarkts mit kardiopulmonaler Reanimation. Nach mehrmonatiger akutmedizinischer Versorgung und beginnender Rehabilitation wurde der Patient zur intensiven neurologischen Rehabilitationsbehandlung 9 Monate nach Akutereignis aufgenommen.

Klinischer Befund

Zum Aufnahmezeitpunkt bestand eine generalisierte Tetraspastik. Ashworth-Skalierung an den proximalen Gelenken (Schulter, Ellbogen, Hüfte, Knie) 3, an den distalen Gelenken der Hände und der Füße 4. Der zunehmend wache Patient konnte einfache Aufforderungen befolgen und zeigte beginnende Willkürmotorik im Sinne einer angedeuteten Extensionsfähigkeit in beiden Ellbogen und Kniegelenken.

Diagnose

Es handelte sich um eine generalisierte distal betonte Tetraspastik ohne Seitendifferenz mit beginnender Extensionswillkürmotorik in Ellbogen- und Kniegelenken.

Therapieziele

> **?** Welche Therapieziele konnten unter Anwendung der SMART-Regel formuliert werden?

Bei der Schwere des Krankheitsbilds war prognostisch eine vollständige Heilung auszuschließen. Von der fürsorglichen und belastbaren Familie (positiver Kontextfaktor) wurde eine häusliche Versorgung oder Pflege unabhängig vom Rehabilitationsergebnis formuliert (Teilhabeziel).

Specific. Für den Patienten konnten gleichzeitig pflege- als auch therapierelevante Teilziele formuliert werden:
- pflegerelevant
  - Beseitigung intertriginöser Räume (Achsel, Ellenbogenbereich, Adduktorenbereich)
  - Erleichterung hygienischer Maßnahmen (z. B. Windelwechsel)
  - Erleichterungen beim An- und Auskleiden von T-Shirt, Hose, Socken und Schuhen (z. B. Halbierung des Zeitbedarfs, eine Hilfsperson immer ausreichend)
- therapierelevant auf Körperstrukturebene
  - Funktionsstellung der Füße und Hände
  - Erarbeitung einer Gewichtsübernahme über die unteren Extremitäten und Vertikalisierung des Patienten (Körperfunktion)
- therapierelevant auf Aktivitätsebene
  - beginnender Arm- und Handeinsatz (z. B. Gesicht waschen, Teller halten); deutliche Erleichterung auch für die Pflegenden (z. B. Lagerung, Positionswechsel, Transfer in den Rollstuhl und auf das WC)

Die therapierelevanten Ziele auf Aktivitätsebene konnten erst mittelfristig nach Zunahme der selektiven Fähigkeiten und verbesserter Willkürmotorik in Ellbogen und Kniegelenk angestrebt werden.

Measurable. Mehrere Assessments konnten sinnvoll eingesetzt werden:
- Mit der Goal Attainment Scale (GAS) kann das Erreichen der zuvor genau formulierten Ziele überprüft werden.

- Die Messung der Winkelfreiheitsgrade (ROM) und des spastischen Muskeltonus (Ashworth) geben Aufschluss über die Effektivität der Maßnahmen auf Körperstrukturebene.
- Anhand der Analogskala können die Angehörigen befragt werden, auch der Zeitbedarf für hygienische und pflegerelevante Maßnahmen kann überprüft werden.
- Anhand des WMFT können die therapierelevanten Verbesserungen auf Aktivitätsebene im Bereich der oberen Extremitäten überprüft werden.
- Mit dem Functional Reach werden die Verbesserungen des Gleichgewichts kontrolliert (die BBS war für diesen Patienten nur teilweise durchführbar).
- Die Barthel-Skalierung oder die Functional Independence Measure Scale (FIM) messen die allgemeine Reduzierung des Pflegebedarfs und somit alltagsrelevante Verbesserungen.

Achievable. Durch den Einsatz des multimodalen Regimes schien eine Reduzierung des Pflegebedarfs und Minimierung des zeitlichen Aufwands erreichbar. Unter Berücksichtigung der zunehmenden kognitiven Fähigkeiten und der beginnenden Willkür war nach Stellungskorrektur der Füße und entsprechender Aufrichtung des Patienten auch das Erreichen der oben formulierten therapie- und alltagsrelevanten Ziele möglich.

Relevant. Kurz und mittelfristig war insbesondere die Tonusreduzierung bei spastischer Tetraparese und somit die Reduzierung des deutlich erhöhten Pflegeaufwands für das pflegende Umfeld von großer Bedeutung. Aber auch die Erarbeitung einer Gewichtsübernahme (z. B. Transfer) und die Vertikalisierung des Patienten waren sowohl aus Sicht der Pflegenden als auch aus Sicht des Patienten bedeutsam.

Timed. Durch den Einsatz mehrerer Module kam es teilweise zu zeitlichen Überlappungen der einzelnen Maßnahmen. Beginn war die Senkung des generalisierten Muskeltonus, im Weiteren dann Stellungskorrektur der Füße (3 Monate ohne Nachbehandlung) und nachfolgend der Hände (6 Wochen inkl. Nachbehandlung). Für die Senkung des generalisierten Muskeltonus war ein Ablauf von ca. 4 Wochen vorgesehen. Nach Erreichen einer signifikanten Senkung des spastischen Muskeltonus begann die Stellungskorrektur der Füße und nach beginnender Gewichtsübernahme konnte die Handstellung beidseits korrigiert werden.

Therapie

? Wie stellte sich die Rehabilitationsplanung bei Spastik allgemein und für diesen Patienten dar?

Allgemein

Die Therapie einer derart schweren Spastik benötigt immer einen mehrmonatigen Verlauf. Wenn wir uns nochmals das zugrundeliegende klinische Bild vor Augen führen (generalisierte schwere Tetraspastik mit distaler Betonung ohne Seitendifferenz und beginnende Willkürmotorik an allen Extremitäten sowie zunehmende kognitive Fähigkeiten), dann kann hier nur ein multimodaler Einsatz diskutiert werden. Einerseits muss generalisiert der spastische Muskeltonus gesenkt werden, andererseits müssen bei einer Ashworth-Skalierung von 4 (also passive Einschränkung des ROM) an Füßen und Händen Therapiemaßnahmen im Sinne eines fokalen Wirkungsausgleichs angewendet werden.

Wenn systemisch-antispastische Medikationen keinen Erfolg zeigen, muss hier ggf. eher an eine intrathekale Baclofentherapie gedacht werden. Ermöglicht andererseits die fokale Spastiktherapie mit Botulinumneurotoxin A und/oder seriellen Verbänden keine Stellungskorrektur, muss wiederum an eine neuroorthopädische Intervention und Stellungskorrektur gedacht werden.

Individuelles Therapieschema und Verlauf

Begonnen wurde mit einer systemischen antispastischen Mehrfachmedikation. Bei dem Patienten kamen Baclofen, Tizanidin und Tolperison zum Einsatz. Nach ca. 2 Wochen war eine zunehmende Tonussenkung insbesondere in den proximalen Gelenken wie Schulter, Hüfte, aber auch an den Ellbogen- und Kniegelenken messbar.

Zwei Wochen nach Beginn des Einsatzes der antispastischen Medikation wurde mit der Redression beider Füße begonnen. Bei wöchentlichem Verbandswechsel konnte durch insgesamt 10 Verbände eine Überführung in die funktionelle Nullstellung erzielt werden. Im Weiteren wurden die Verbände gespalten, gefolgt von einer mehrwöchigen Nachbehandlung.

Mit Beginn der Vertikalisierung, die noch in den Redressionsverbänden bei einer Stellung von −30° zur funktionellen Nullstellung begonnen werden konnte, wurde BoNT in die Handgelenksflexoren und die extrinsischen Fingerflexoren injiziert. Mit dem Wirkungseintritt wurde 2 Wochen post injectionem die Redressionsbehandlung an beiden Händen begonnen. Durch den Einsatz von Botulinumneurotoxin A waren insgesamt nur 3 Verbände notwendig, die letzten Verbände wurden geschient. Diese wurden zunächst außerhalb der therapeutischen Interventionen benutzt, im Weiteren dann als Nachtlagerungsschienen eingesetzt.

Es wurden folgende Injektionen mit Botox® durchgeführt:
- rechte obere Extremität
  - M. biceps brachii 50 U
  - M. brachioradialis 50 U
  - M. flexor digitorum superficialis 60 U
  - M. flexor digitorum profundus 50 U
  - M. flexor carpi radialis 30 U
- linke obere Extremität:
  - M. biceps brachii 50 U
  - M. brachioradialis 50 U
  - M. flexor carpi ulnaris 30 U
  - M. flexor carpi radialis 30 U

Physio- und Ergotherapie

Während des gesamten Verlaufs war eine intensive Physio- und Ergotherapie notwendig. Während zu Beginn vor allem manuelle Maßnahmen, Kontrakturprophylaxe und tonussenkende Techniken im Vordergrund standen, konnte bei zunehmender Senkung des generalisierten spastischen Muskeltonus und beginnender Gewichtsübernahme der unteren Extremitäten die Vertikalisierung erarbeitet werden. Wichtige Zwischenziele waren im Weiteren die Verbesserung der posturalen Kontrolle, der Ausbau der willkürmotorischen Fähigkeiten, die Gehschulung und der alltagsrelevante Handeinsatz.

Die Abbildungen 8.1 bis 8.7 dokumentieren den Behandlungsverlauf.

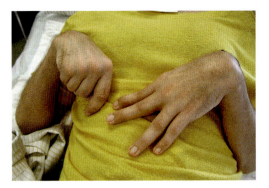

Abb. 8.1 Ausgangsstellung der Hände vor BoNT-A und Redression.

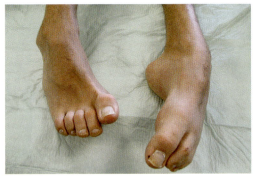

Abb. 8.2 Ausgangsstellung der Füße vor Redression.

8 Generalisierte Spastik

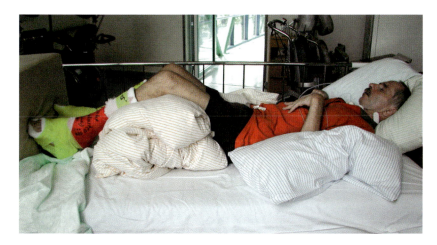

Abb. 8.**3** Zustand nach 3-wöchiger systemischer Mehrfachmedikation und Beginn der Redressionsbehandlung an den unteren Extremitäten.

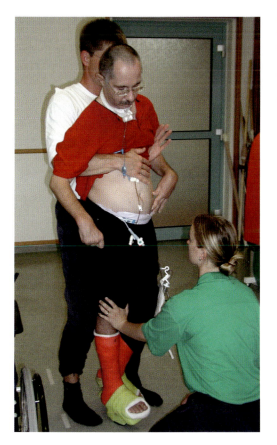

Abb. 8.**4** Beginn der Gehschulung und Redressionsbehandlung der Hände. Die systemische Mehrfachmedikation konnte reduziert werden. Die Gehschulung begann vor Beendigung der Redressionsbehandlung. Die Hände waren bereits mit BoNT-A therapiert. Sobald die Verbände an den Füßen abgenommen werden konnten, begann die Redressionsbehandlung der Hände.

38 8 Generalisierte Spastik

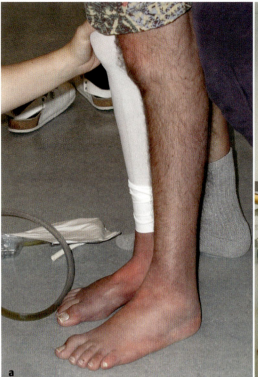
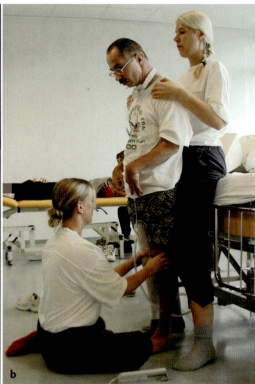

Abb. 8.**5 a, b** Abgeschlossene Redression der Füße.

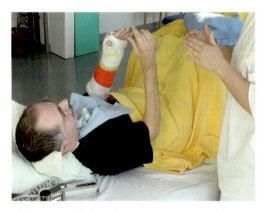

Abb. 8.**6** Nachbehandlung nach BoNT-A und Redression.

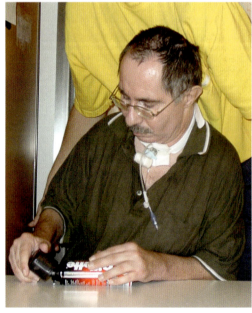

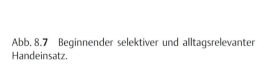

Abb. 8.**7** Beginnender selektiver und alltagsrelevanter Handeinsatz.

9 Schulter

Anamnese

Die 75-jährige Patientin erlitt einen ischämischen Infarkt im Versorgungsgebiet der A. cerebri media rechts. Als vorbestehende Erkrankung erwähnenswert ist eine Omarthrose links, die der Patientin schon über Jahre Beschwerden verursachte. Es bestanden zunächst folgende klinische Diagnosen: ein Neglekt nach links, eine Dysarthrie, eine Pusher-Symptomatik sowie ausgeprägte kognitive Beeinträchtigungen. Die wesentliche Diagnose aus Sicht des Bewegungsapparats war eine hochgradige brachiofazial betonte Hemiparese links.

Klinisch neurologischer Befund

Im Verlauf der ersten 2 Monate der zunächst stationären Rehabilitation zeigte sich ein deutlicher Rückgang der kognitiven Beeinträchtigungen. Zum Zeitpunkt der BoNT-A-Therapie bestanden noch Einschränkungen im Bereich der Aufmerksamkeit und Konzentration, völliger Rückgang der dysarthrischen Beschwerden; der Neglekt war rückläufig, aber immer noch deutlich ausgeprägt. Es zeigten sich zunehmende willkürmotorische Fähigkeiten im Bereich der unteren Extremität, die Patientin konnte sich im Rollstuhl trippelnd fortbewegen. Aufgrund der Pusher-Symptomatik konnte sie nur mit Unterstützung einer Hilfsperson stehen.

Aufgrund der hochgradigen brachiofazial betonten Hemiparese links waren bis zum Untersuchungszeitpunkt 3 Monate nach dem Akutereignis keine willkürmotorischen Fähigkeiten in der linken Schulter und im linken Arm zurückgekehrt. Die Patientin beklagte schwerste Schmerzen im Bereich der linken Schulter bei vorbestehender Omarthrose. Der Oberarm wurde innenrotiert und adduziert am Rumpf gehalten, subakromial war eine 2 Querfinger große Eindellung, der Humeruskopf war nach vorne unten getreten, Muskelverhärtungen ließen sich an der Vorder- und Rückseite tasten.

Der Arm war passiv und bei vollständiger Gewichtsabnahme 25° abduzierbar, die spontan am Rumpf gehaltene Hand konnte bei Außenrotation des Armes um 45° nach außen geführt werden. Keine willkürmotorischen Fähigkeiten, die linke Hand war geschwollen.

Rehabilitative Ziele

- Funktionsziel der Patientin
    - dauerhafte Schmerzfreiheit
- Partizipationsziel der pflegenden Angehörigen
    - Verbesserung der hygienischen Möglichkeiten
    - Erleichterung beim An- und Auskleiden
    - Reduzierung des Zeitbedarfs bei Pflegemaßnahmen morgens und abends auf 30 min

? Welches Beschwerdebild liegt vor?

Es handelte sich um eine Subluxatio anterior inferior.

? In welchen Muskeln ist angesichts der muskulären Einschränkung aller Bewegungen aus der Adduktion/Innenrotation eine spastische Muskeltonuserhöhung denkbar?

Spastischer Schultergürtel

Innenrotation und Adduktion wird von den Mm. pectoralis major, teres major und latissimus dorsi herbeigeführt, innenrotierend wirkt weiterhin der M. subscapularis und adduzierend die Mm. rhomboidii.

Gewichte werden beim Tragen an den Körper herangeführt – also eine Innenrotation/Adduktion ausgeführt. Die Innenrotierer und Adduzierer sind am Schultergelenk deutlich stärker als die Außenrotierer (M. teres minor und M. infraspinatus), da diese Bewegungen in der Regel ohne Gewicht ausgeführt werden (z. B. nach einem Gegenstand greifen oder auch beim Schreiben). Folglich stellt die Subluxatio anterior inferior die häufigste Fehlstellung bei Subluxation im Schultergelenk dar. Meistens sind spastische Muskeltonuserhöhung in M. pectoralis major und M. teres major verantwortlich. Die Tonuserhöhung im M. pectoralis ist schnell und leicht zu palpieren, der M. teres major ist bei leichter Abduktion des Armes als runder Strang ausgehend vom inferioren Drittel der Margo lateralis der Skapula zum proximalen Humerusschaft ziehend palpabel.

? Ist eine Therapie ohne BoNT sinnvoll, wenn bei ausgeprägter Schmerzhaftigkeit die Bewegungseinschränkung auf eine spastische Muskeltonuserhöhung einzelner Muskeln zurückzuführen ist?

Auf dem Boden einer Omarthrose mit zusätzlicher Spastik und fehlender Willkürmotorik bestand für die Patientin ein Ruhe- und Bewegungsschmerz (VAS8), sodass keine länger dauernde Therapiemaßnahme ohne BoNT-A-Injektion in die Muskeln denkbar war.

Therapie mit BoNT-A

Folgende Injektionen mit Botox® wurden durchgeführt:
- M. pectoralis major: 70 U
- M. teres major: 50 U

? Welche Informationen braucht der injizierende Arzt vom Therapeuten?

Da Sie als betreuender Therapeut Ihren Patienten im Längsschritt verfolgen und auch wesentliche Begleitumstände kennen, der injizierende Arzt meist aber nur eine Querschnittsbeobachtung durchführen kann, sind wesentliche Begleitumstände und v.a. folgende Informationen für den Arzt von großer Bedeutung:
- Information über die Muskeln, die durch spastische Tonuserhöhung die Subluxationsstellung herbeiführen
- Information über die Partizipationsziele der Patientin und der betreuenden Angehörigen

? Auf welche anatomischen Besonderheiten muss der injizierende Arzt achten?

Der Arzt muss die zu injizierenden Muskeln exakt lokalisieren. Dazu kann er sich im Bereich der Schulter der Sonografie oder der Muskelstimulation bedienen. Insbesondere ist eine exakte Lokalisation des M. teres major notwendig, da parallel hierzu der M. teres minor verläuft (einer der beiden relativ schwachen Außenrotierer). Außerdem kann der injizierende Arzt zum einen bei vermehrter inferiorer Stellung des Humeruskopfs v.a. die von medial kaudal nach lateral kranial verlaufenden Fasern des M. pectoralis major behandeln. Zum anderen kann er bei einer vorrangig anterioren Stellung des Humeruskopfs die weitgehend horizontal verlaufenden Fasern des Muskels therapieren.

Weitere therapeutische Maßnahmen

> **?** *Welche Therapie sollte an die BoNT-Behandlung anschließen?*

Eine sofortige passive Mobilisierung unter Gewichtsabnahme des Armes bei strikter Respektierung der Schmerzgrenze ist sinnvoll, um die Aufnahme des injizierten BoNT-A zu fördern. Im Frühstadium der Therapie kann hierzu ein analgetischer Schutz notwendig sein.

> **?** *Welche Therapien sollten im weiteren Verlauf durchgeführt werden?*

- Eine regelmäßige Mobilisierung des Armes unter kompletter Gewichtsabnahme in unterschiedlichen Positionen ist sinnvoll, da die Patientin über keinerlei willkürmotorische Fähigkeiten und somit auch über keinen muskulären Schutz der Schulter verfügt.
- Die Schmerzgrenze ist stets zu respektieren. Insbesondere in Kenntnis der vorbestehenden Omarthrose ist eine antiphlogistische Begleitmedikation bis zur Schmerzfreiheit sinnvoll.
- Auf eine entsprechende Lagerung des Armes außerhalb der Therapiestunden ist zu achten, die Angehörigen sollten hierfür angeleitet werden. Insbesondere der gleichzeitig noch bestehende Neglekt nach links lässt erwarten, dass die Patientin selbst wenig auf eine entlastende und sichernde Lagerung achtet. Sinnvoll wäre außerhalb der Therapiestunden eine Lagerung der Schulter in Funktionsstellung (45° Anteversion, 60° Adduktion, 30° Innenrotation) durchzuführen. Eventuell kann ein Tape-Verband die Schulter zusätzlich schützen.
- Zu achten ist auch auf einen ausreichenden Schutz des N. ulnaris am Ellbogengelenk. Regelmäßige Lymphdrainagen der Hand und ggf. Hochlagerung sind durchzuführen.

Verlauf

Die Nachuntersuchung der Patientin erfolgte in der 8. Woche post injectionem. Insgesamt waren die Patientin und die begleitenden Angehörigen mit der gesamten Behandlung sehr zufrieden. Die Patientin war nahezu schmerzfrei: Auf der visuellen Analogskala (VAS, s. Kap. 4.2 Assessments) für Schmerzen gab die Patientin auf der Skala von 0–10 einen Wert von 2 gegenüber 8 zum Zeitpunkt der Injektion an. Die Abbildungen 9.**1** und 9.**2** zeigten nunmehr im Vergleich zur Voruntersuchung eine Abduktionsfähigkeit bis 90° mit freier Außenrotationsfähigkeit. Die Schwellung der Hand hatte deutlich abgenommen (Abb. 9.**3** und 9.**4**). Die Angehörigen berichteten von deutlichen Erleichterungen im Bereich der Körperpflege, dem An- und Auskleiden sowie einer Abnahme des Zeitbedarfs. Auch waren Lagerungen im Bett schmerzfrei möglich.

> **?** *Müssen weitere BoNT-A-Injektionen durchgeführt werden?*

Ja, vermutlich wird bei der Patientin eine regelmäßige BoNT-A-Injektion notwendig sein (ca. alle 3–6 Monate). Zum einen zeigt der bisherige rehabilitative Verlauf auch nach mehreren Monaten keine beginnende Willküraktivität der linken oberen Extremität, sodass im Zusammenhang mit dem vorhandenen spastisch bedingten Schulter-Arm-Syndrom eine günstige Prognose im Sinne einer späteren Funktionalität hier eher nicht zu stellen ist. Zusätzlich besteht aufgrund der Neglekt-Symptomatik der Patientin dauerhaft die Gefahr einer nicht fachgerechten Lagerung oder von Verletzungen.

> **?** *Ist eine ergo- und physiotherapeutische Dauerbehandlung notwendig?*

Ja, aufgrund der schlechten Prognose muss von einer dauerhaften therapeutischen Behandlung ausgegangen werden. Zum einen ist die Kontrak-

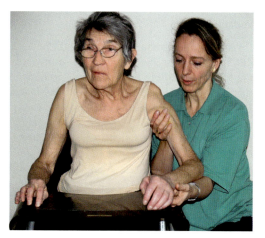

Abb. 9.1 Schulterbefund zum Injektionszeitpunkt.

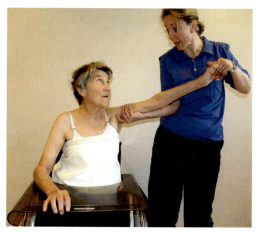

Abb. 9.2 Schulter 8 Wochen post injectionem.

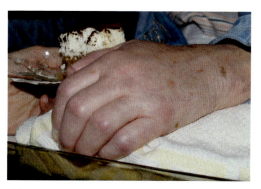

Abb. 9.3 Hand vor der Behandlung.

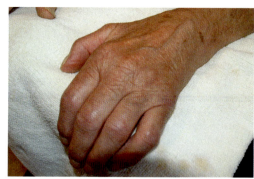

Abb. 9.4 Handbefund nach der Behandlung. Erst die BoNT-Therapie der Schulter ermöglichte die suffiziente Behandlung auch der Hand.

turgefahr im Bereich der Schulter hoch und zum anderen muss eine zielgerichtete Artikulation des Humeruskopfs im Schultergelenk therapeutisch unterstützt werden, da ein aktiver Muskelschutz bei vollständiger Parese nicht vorliegt. Die Frequenz der Therapie kann im Weiteren dann auf einen Erhalt des Erreichten beschränkt werden. Für diese Patientin konnte ein Heimprogramm mit Übungen und Lagerungsvorschlägen erstellt werden, da die Angehörigen sehr motiviert und interessiert (positiver Kontextfaktor) sind.

10 Ellbogen

Anamnese

Die 49-jährige Patientin erlitt vor 3 Jahren einen Hirninfarkt im Stromgebiet der A. cerebri media links mit spastischer, brachial betonter Hemiparese rechts. Problematisch waren die distal betonte Spastik des rechten Fußes und die mittelgradige assoziierte Reaktion im rechten Arm mit Betonung der Ellbogenflektion. Innerhalb der Wohnung war die Patientin mit Gehhilfe gangsicher, außerhalb benötigte sie zusätzlich stets eine Begleitperson. Den Haushalt, wie die Körperpflege und den Umgang mit Kleidung bewältigte die Patientin primär mit der nicht paretischen Hand. Die paretische Hand konnte für Alltagsaktivitäten nicht als Haltehand eingesetzt werden. Zu diesem Zeitpunkt stand der paretische Ellbogen in ca. 30° Flexion.

Klinisch neurologischer Befund

Im rechten Arm gelang im Schultergelenk eine Bewegung vom Kraftgrad 2 (0–5). In der rechten Hand zeigte sich primär eine Flexionshaltung der Langfinger in sämtlichen Phalangen sowie ein eingeschlagener Daumen mit Daumenendgliedbeugung, Ashworth-Skala jeweils 2 (0–4).

Die paretische rechte Hüfte war extensorisch instabil. Der M. gluteus maximus erreichte einen Kraftgrad von 2. Das paretische Knie hingegen war während des Aufstehens, Hinsetzens, Stehens und Gehens ausreichend stabil.

Der M. quadriceps femoris kontrahierte mit einem Kraftgrad von 4 (0–5). Der paretische Fuß zeigte eine mäßige Flexorenspastik der langen Zehenbeuger (Ashworth-Skala jeweils 2), des M. tibialis anterior (Ashworth-Skala jeweils 2) und des M. soleus (Ashworth-Skala jeweils 2).

Verlauf

Nach dem Aufenthalt in einer Akutklinik erhielt die Patientin insgesamt 20 Wochen Rehabilitation in den Phasen B und C. Als Therapieergebnis konnte eine Selbstständigkeit im ADL-Bereich und Gehfähigkeit mit Unterarmgehstütze innerhalb der Wohnung erreicht werden. Eine Sturzgefahr und Gangunsicherheit bestand trotz Unterarmgehstütze.

Assoziierte Reaktion

Der Begriff „assoziierte Reaktion" kommt aus dem Bobath-Konzept. Es handelt sich um zugeordnete sensomotorische Antworten, wie sie im Kontext der Haltungs- und Bewegungsanalyse bei neurologischen Patienten in der Frühphase ihres Ereignisses gefunden werden. Es handelt sich also um Symptome, deren Ursache häufig posturale Instabilitäten in einer völlig anderen Körperregion sein können. Bei spastischen etablierten neurologischen Patienten können zu einer Verschlechterung der Gangsicherheit und vermehrten Fehlstellung in einer anderen Körperregion führen.

Aufgabe des Behandlers ist es, nach den Auslösern der assoziierten Reaktion zu suchen und diese im Falle von drohenden Fixationen und Kontrakturen zu behandeln.

Zwei Monate nach der letzten Rehabilitationsmaßnahme stürzte die Patientin und zog sich eine Schenkelhalsfraktur rechts zu. Diese wurde operativ durch eine zementlose Hüft-TEP versorgt. Seitdem war die Patientin vermehrt sturzgefährdet und hatte insbesondere Angst vor dem Fallen.

In intensiven Therapieinterventionen in einem ambulanten Therapiezentrum wurde anfangs über einen Zeitraum von 2 Wochen physiotherapeutisch vor allem an der Gangsicherheit und Stehbalance gearbeitet. Die Angst vor dem Fallen reduzierte sich dadurch jedoch wenig. Die Gangsicherheit nahm nur wenig zu.

Eine erneute Befundanalyse durch den Behandelnden ergab folgende neue Arbeitshypothese und Behandlungsansatz: Wenn die assoziierten Reaktionen des paretischen Armes geringer werden, nimmt die Stabilität in dem paretischen Bein während des Stehens und Gehens zu und die Patientin wird im Gehen sicherer.

Die Umsetzung dieses Behandlungsansatzes führte zu Greifaktivitäten in der paretischen Hand, Reichbewegungen und Transportbewegungen im Arm und einer deutlich verbesserten Gangsicherheit. Diese dokumentierte sich in einer höheren Geschwindigkeit und größeren Schritten beim Gehen. Auf der Basis dieses sensomotorischen und funktionellen Fortschritts kontaktierte der Physiotherapeut einen Neurologen mit folgenden Fragen zur BoNT-Therapie für den spastischen rechten Arm:

> **?** Schränkt die assoziierte Reaktion des rechten paretischen Armes die Gangsicherheit der Patientin ein und ist eine BoNT-Therapie des rechten spastischen Ellbogens sinnvoll?

Im gemeinsamen erneuten neurologischen und funktionellen Befund bestätigte der Neurologe die physiotherapeutische Arbeitshypothese. Daraus ergaben sich neue entsprechende Zielsetzungen.

Rehabilitative Ziele

- Körperfunktionsebene
  - Reduktion der plantarflexorischen Aktivität rechts
  - Reduktion der assoziierten Reaktionen besonders im spastischen Ellbogen
  - vermehrte Reich- und Transportbewegung im rechten paretischen Arm
- Aktivitätsebene
  - Aufstehen und Hinsetzen unter Abnahme der assoziierten Reaktionen des rechten paretischen Armes
  - Gehen innerhalb der Wohnung ohne Unterarmgehstütze bei gleichzeitiger Reduzierung der Sturzgefahr
  - vermehrte bimanuelle Tätigkeiten beider Hände beim Abwaschen und Abtrocknen des Geschirrs, beim Umgang mit Kleidung und in der Körperhygiene
- Partizipation
  - Einkaufen im Supermarkt gegenüber der Wohnung ohne Begleitperson mit einem Nordic-Walking-Stock links und Rucksack (Ein leichter Nordic-Walking-Stock bietet ausreichend Gehsicherheit, verhindert aber ein übermäßiges Abstützen während des Gehens.)

BoNT-Therapie

Zunächst wurden folgende Mengen Botox® injiziert:
- M. brachioradialis rechts 50 U
- M. biceps brachii rechts 50 U
- M. flexor carpi radialis 50 U
- M. flexor digitorum superficialis 50 U

Ergo- und Physiotherapie

Direkt im Anschluss wurde eine intensive Physiotherapie 4–5× pro Woche zu Hause in Kombination mit 3× Ergotherapie pro Woche über einen Zeitraum von 10 Wochen durchgeführt. Ließ die BoNT-Wirkung nach, wurde die BoNT-Injektion wiederholt und anschließend die Therapie mit ähnlicher bis gleicher Therapieintensität fortgesetzt.

Therapieschwerpunkte in der Ergo- und Physiotherapie
- spezifisch rotatorische Mobilisation des M. soleus rechts im Bauchlagenstand, Erarbeiten der exzentrischen Aktivität des M. soleus rechts im Bewegungsübergang vom Stand zum Sitz
- Erarbeiten der thoraskoskapulären Stabilität rechts im Stehen vor der Bank bei Positionierung der Arme 90° auf einem Pack
- spezifisch rotatorische Mobilisation des M. brachioradialis rechts im Stehen vor der Bank (s. o.)
- spezifisch rotatorische Mobilisation des M. biceps brachii rechts im Stehen vor der Bank (s. o.)
- spezifische Stimulation der Oberflächenrezeptoren der rechten Hand
- spezifische rotatorische Mobilisation der langen Handflexoren rechts
- Stehbalance auf der Vibrationsplatte
- therapeutische Begleitung beim Überqueren von Straßen, Geherfahrungen auf diversen Bodenbelägen außerhalb der Wohnung und der Praxis
- stufenweises Erproben des selbstständigen Einkaufens im Supermarkt gegenüber der Wohnung (anfangs in Begleitung und mit Nordic-Walking-Stock, dann mit Nordic-Walking-Stock und vollem Rucksack, später selbstständig mit halbvollem Rucksack)

Nach entsprechender BoNT-Injektion und intensiven Therapiemaßnahmen stellten sowohl das interdisziplinäre Team als auch Ehemann und Patientin selbst fest, dass die primäre Behandlung der paretischen Hand und des flexordominanten Ellbogens zu einer deutlichen Gangsicherheit der Patientin geführt hatte. Die Patientin war bspw. nach einer Woche Intensivtherapie in der Lage, in einem Baumarkt allein einzukaufen.

Therapieeffekte

Nach 2 BoNT-Interventionen und den entsprechenden physio- und ergotherapeutischen Maßnahmen erreichte die Patientin folgende Ziele:

- Körperfunktionsebene
  - **keine** plantarflexorische Überaktivität rechts
  - **geringe** assoziierte Reaktionen besonders im paretischen Ellbogen
  - **vollständige** Zureichbewegung im rechten paretischen Arm (M. triceps brachii Kraftgrad 4 [0–5] vorher 1)
- Aktivitätsebene
  - Aufstehen und hinsetzen **ohne** assoziierte Reaktionen des rechten spastischen Armes
  - sicheres Gehen innerhalb der Wohnung ohne Unterarmgehstütze
  - Bimanuelle Tätigkeiten beider Hände sind beim Abwaschen und Trocknen von Tellern und Tassen, beim An- und Ausziehen der Hose und des Oberteils möglich.
- Partizipation
  - Das selbstständige Einkaufen im Supermarkt gegenüber der Wohnung ohne Begleitperson mit Nordic-Walking-Stock links und Rucksack wurde möglich.

> **?** *Welche Therapie sollte langfristig fortgeführt werden?*

Es besteht die Möglichkeit, aufgrund der motorisch funktionellen Fortschritte die ambulante intensive Ergotherapie und Physiotherapie auf 2- bis 3-mal pro Woche probeweise zu reduzieren.

> **?** *Muss die Therapie mit Botulinumtoxin langfristig fortgeführt werden?*

Nach Ablauf von 3 Monaten ist eine ärztliche Vorstellung unter der Fragestellung empfehlenswert, ob weitere BoNT-Injektionen notwendig sind.

11 Hand passiv

Anamnese

Die 68-jährige Patientin erlitt 13 Jahre vor der erstmaligen Vorstellung eine rechtshirnige intrazerebrale Blutung mit einer brachial betonten, inkompletten Hemiparese links.

Die Vorstellung der Patientin erfolgte wegen einer spastischen Verkrampfung von Handgelenk und Fingern, wobei vor allem eine Überstreckung des Zeigefingers auftrat (Abb. 11.**1**). Die Patientin hatte Angst, dass bei pflegerischen Tätigkeiten der Finger gebrochen werden könnte.

Klinisch neurologischer Befund

Im Handgelenk links zeigte sich primär eine Flexionsfehlhaltung von 90°, Ashworth-Skala 4, im 3.–5. Finger der linken Hand eine Flexion im Grundgelenk von 90° und Überstreckung in den Interphalangealgelenken. Im Zeigefinger hingegen fand sich eine Überstreckung im Grundgelenk von 30° bei gleichzeitiger Streckstellung in den Interphalangealgelenken, Ashworth-Skala 4.

Willkürmotorisch gelang eine bez. der Amplitude minimale Flexion und Extension des 3.–5. Fingers im Grundgelenk, keinerlei Beweglichkeit des Daumens sowie des Zeigefingers.

Rehabilitative Ziele

Für die Patientin war das wichtigste Therapieziel, die fixierte Streckstellung des Zeigefingers zu verbessern, um ein Hängenbleiben beim An- und Auskleiden zu verhindern.

Therapie mit BoNT

> **?** *In welcher Dosis wurde die Injektion von BoNT durchgeführt?*

In folgende Muskeln wurden jeweils 50 U Botox® (0,5 ml), also insgesamt 200 U, injiziert:
- Mm. interossii/lumbricalis 2–4
- M. extensor indices
- M. flexor carpi radialis
- M. flexor carpi ulnaris

> **?** *Welche Besonderheiten waren bei der BoNT-Therapie zu berücksichtigen?*

Die Injektion in sämtliche Muskeln erfolgte gezielt unter sonografischer Kontrolle, da eine exakte Injektion v.a. in den M. extensor indices notwendig war, um die Zielsetzung zu erreichen.

Unmittelbar im Anschluss wurden keine weiteren Maßnahmen eingeleitet, da im ambulanten Therapiesetting eine gleich anschließende Physio- und Ergotherapie nicht gelang.

Weitere therapeutische Maßnahmen

Mittelfristig gelang im ambulanten Setting die Durchführung einer Ergotherapie mit einer Frequenz von wöchentlich 2× für die nächsten 10 Wochen.

? Wie war das klinische Ergebnis?

Zwei Wochen nach der Injektion von BoNT und der anschließend durchgeführten Ergotherapie war die Situation am Handgelenk unverändert. Im Zeigefinger zeigten sich eine Nullstellung im Grundgelenk sowie eine Flexion in den Interphalangealgelenken, ebenfalls eine Flexion in den Interphalangealgelenken der übrigen Finger (Abb. 11.2).

Darüber hinaus gelangen der Patientin Flexions- und Extensionsbewegungen der Langfinger mit einer Bewegungsamplitude von 30°.

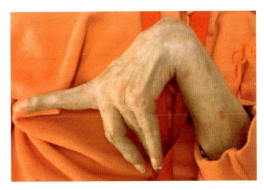

Abb. 11.1 Starre Streckstellung des Zeigefingers vor Therapiebeginn.

Therapieeffekt

? Wie ist der Therapieeffekt zu bewerten?

Die Zielsetzung, die starre Streckstellung des Zeigefingers zu verbessern, konnte komplett erreicht werden. Darüber hinaus gelangen der Patientin auch einfache Greifbewegungen der Langfinger im Sinne einer Demaskierung unterliegender Willküraktivitäten durch die reduzierte Spastik. Für ein funktionell befriedigendes Greifen konnten diese Bewegungen allerdings nicht eingesetzt werden wegen der persistierenden, hochgradigen Spastik im Handgelenk.

Hier war auch durch eine Erhöhung der Injektionsdosis in den M. flexor carpi ulnaris und M. flexor carpi radialis keine Verbesserung zu erreichen. Sonografisch stellten sich die Muskeln mit einer erhöhten Binnenechotextur als Hinweis für einen fibrösen Umbau dar. Eine evtl. Erfolg versprechende redressierende Gipsbehandlung oder orthopädische Operation wurde der Patientin angeboten, von dieser aber nicht gewünscht.

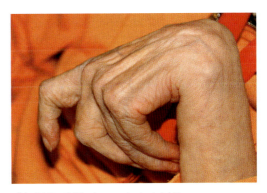

Abb. 11.2 2 Wochen nach der Injektion.

Verlauf

? Welche Therapie sollte langfristig fortgeführt werden?

Im Ablauf von 3 Monaten sollte die Patientin einem Arzt vorgestellt werden, mit der Frage nach der Notwendigkeit einer Reinjektionstherapie.

12 Hand Funktion

Anamnese

Die 77-jährige Patientin erlitt 2 Jahre vor der ersten Vorstellung auf dem Boden eines Diabetes mellitus Typ 2 sowie einer arteriellen Hypertonie einen Hirninfarkt im Stromgebiet der A. cerebri media rechts mit spastischer, brachial betonter Hemiparese links. Die Patientin konnte ohne Begleitperson und Hilfsmittel gehen, problematisch war allerdings die Spastik und Parese der linken Hand, die sie alltagsrelevant in keiner Weise einsetzen konnte.

Klinisch-neurologischer Befund

Im linken Arm gelang im Schultergelenk und im Ellenbogengelenk eine Bewegung jeweils vom Kraftgrad 4 (0–5) ohne relevante Einschränkung des Bewegungsgrads. In der linken Hand zeigte sich primär eine Flexionshaltung der Langfinger sämtlicher Phalangen sowie ein eingeschlagener Daumen mit Daumenendgliedbeugung, Ashworth-Skala jeweils 3 (0–4). Der Daumen zeigte eine Adduktion MAS 2.

Bei zuvor passiv geöffneten Fingern gelang eine willkürmotorisch intendierte Flexion der Digiti I–V vom Kraftgrad 4 mit nahezu komplettem Faustschluss, eine willkürlich intendierte Extension hingegen nicht.

? Was ist eine Subtraktionsparese?

Da die Patientin willkürlich in den Fingern eine Flexion, hingegen keine Extension durchführen konnte, bestand der klinische Verdacht auf das Vorliegen einer Subtraktionsparese der Extensoren von Langfingern und Daumen durch ein Überwiegen der spastischen Ko-Kontraktion der Flexoren.

? Welche Untersuchung kann diese Verdachtsdiagnose weiter klären?

Um den Verdacht auf eine Subtraktionsparese zu erhärten, wurde eine kinematische EMG-Ableitung des M. extensor digitorum communis sowie

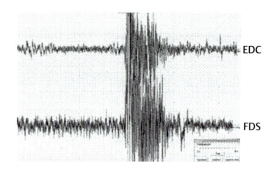

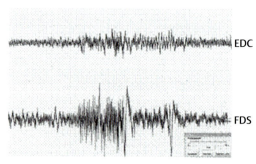

Abb. 12.1 Kinematisches EMG: Subtraktionsparese. Willkürliche Flexion (oben) und willkürliche Extension (unten). EDC: M. extensor digitorum communis; FDS: M. flexor digitorum superficialis. Quellenangabe: auf der Brinke.

M. flexor digitorum superficialis links jeweils mit Oberflächenelektroden durchgeführt (Abb. 12.1).

Im kinematischen EMG zeigte sich für die willkürlich intendierte Flexion eine simultane Aktivität über Flexor und Extensor, die zeitlich gering das willkürliche Ende der Innervation überdauerte. Für die willkürlich intendierte Extension ergab sich eine ebenfalls simultane, in Relation aber niederamplitudige Aktivierung wiederum von Flexor und Extensor. Diese Aktivierung war bez. Innervationsdichte und Amplitude im M. flexor digitorum superficialis ausgeprägter als im M. extensor digitorum communis. Die Befunde bestätigten also die klinische Diagnose einer Subtraktionsparese der Fingerextension der Langfinger.

Rehabilitative Ziele/Arbeitshypothese

? *Welche Therapieziele sind sinnvoll?*

Für die Patientin war das wichtigste Therapieziel ein aktives Öffnen der Hand, um, wenn auch über nur rudimentäre Greiffunktionen, nicht mehr funktionell einhändig zu sein.
Folgender Stufenplan wurde abgesprochen:
- rehabilitative Maßnahmen
  - zunächst fokale spastische Detonisierung der Fingerbeuger zur Reduktion der spastischen Ko-Innervation
  - anschließend intensive funktionelle Therapie als intensive Einzelergotherapie und
  - eine funktionelle, EMG-getriggerte Elektrostimulation der Extensoren der Langfinger
- Gesamtziel
  - medikamentöse spastische Detonisierung, danach
  - Funktionsgewinn im Sinne des definierten Zieles über Anregung zerebraler neuroplastischer Prozesse

Therapie mit BoNT

Insgesamt wurden 50 U Botox® verabreicht. In folgende Muskeln wurden jeweils 12,5 U Botox® (0,25 ml) injiziert:
- M. flexor digitorum profundus links
- M. flexor digitorum superficialis links
- M. flexor pollicis longus links
- M. adductor pollicis links

? *Welche Besonderheiten sind bei derartigen Therapien mit Botulinumtoxin zu berücksichtigen?*

Die Injektion in sämtliche Muskeln erfolgte gezielt unter sonografischer Kontrolle. Insbesondere bei funktioneller Zielsetzung ist die exakte Injektion in den gewünschten Zielmuskel von hoher Bedeutung, um funktionelle Verbesserungen bspw. durch eine Parese von Nachbarmuskeln nicht zu gefährden. Darüber hinaus wurden die Dosierungen eher niedrig gewählt, da eine komplette Parese eines der beteiligten Muskeln zu einer hochgradigen Funktionseinschränkung der Beugemuskeln geführt hätte.

? *Welche Therapie ist unmittelbar nach der Injektionsbehandlung sinnvoll?*

Direkt im Anschluss an die Injektion von Botulinumtoxin wurde eine intensive Übungstherapie für den Zeitraum von einer Stunde durchgeführt. Zunächst wurden endgradige Dehnungsübungen im passiven Modus durchgeführt, anschließend nach passiver Extension jeweils willkürmotorisch intendierte Flexionsbewegungen.

? *Welches Ziel wird durch diese Therapie verfolgt?*

Zielsetzung ist die Aktivierung der neuromuskulären Übertragung in den spastischen Zielmuskeln, um den Transport von Botulinumtoxin zum Wirkort, also das Innere der Nervenzellendigung, zu verbessern. Dies wird einerseits durch ein rasches Stretching der Flexoren und andererseits über die willkürmotorische Flexion erreicht. Eine unmittelbar im Anschluss an die Injektion durchgeführte Therapie verbessert also die Aufnahme des Toxins in die Zielmuskeln.

Weitere therapeutische Maßnahmen

> **? Welche mittelfristige Therapie ist sinnvoll?**

In den nächsten 2 Wochen nach Injektion wurde Ergotherapie mit jeweils 6 Therapiesitzungen pro Woche durchgeführt.

Zusätzlich erfolgte 5 × pro Woche eine funktionelle, EMG-getriggerte Elektrostimulation der Extensoren der Langfinger. Hierzu wurden Elektroden auf die Zielmuskulatur aufgeklebt, die Patientin wurde aufgefordert, die Finger zu strecken. Das hierbei entstehende EMG-Signal wurde über die Elektroden durch das Stimulationsgerät wahrgenommen und durch einen elektrischen Impuls soweit verstärkt, dass eine klinisch vollständige Extension der Langfinger erfolgte. Diese Übung wurde repetitiv für 30 min pro Sitzung wiederholt.

Therapieeffekt

Klinisches Ergebnis. Es gelang weiterhin ein kompletter Faustschluss von einem Kraftgrad 4, nun allerdings auch eine willkürlich intendierte Extension der Finger, sodass ein Öffnen der Hand für das Greifen von Gegenständen möglich ist.

Kinematische EMG-Ableitung. Die kinematische EMG-Ableitung wurde wiederum über dem M. extensor digitorum communis und M. flexor digitorum superficialis links mit Oberflächenelektroden durchgeführt. Für die willkürliche Flexion zeigte sich weiter eine Ko-Aktivierung über Extensoren und Flexoren, für die willkürliche Extension ebenfalls eine Ko-Aktivierung. Allerdings zeigte im Vergleich zur Voruntersuchung die EMG-Aktivität über dem M. extensor digitorum communis eine deutlich höhere Amplitude.

Beurteilung. Durch die fokale spastische Detonisierung mit Botulinumtoxin und anschließender intensiver therapeutischer Intervention konnten die angestrebten Therapieziele erreicht werden. Wenigstens einfache Extensionsbewegungen zum Greifen von Gegenständen sind der Patientin nunmehr möglich. Die kinematische EMG-Analyse weist allerdings nach, dass nach wie vor keine isolierte Innervation von Flexoren und Extensoren möglich ist. Dies weist auf eine Überlappung der kortikalen Areale dieser beiden Funktionen hin.

Verlauf

> **? Welche Therapie sollte langfristig fortgeführt werden?**

Nach Ablauf von 3 Monaten sollte die Patientin erneut dem Arzt vorgestellt werden mit der Frage, ob wiederum eine medikamentös behandlungsbedürftige fokale Spastik besteht. Hierzu sollte eine klinische Untersuchung erfolgen, ggf. unterstützt durch eine kinematische EMG-Analyse.

Bis zu diesem Zeitpunkt sollte ambulant eine möglichst intensive Ergotherapie fortgeführt werden, um das funktionelle Ergebnis weiter zu verbessern.

> **? Muss die Therapie mit Botulinumtoxin langfristig fortgeführt werden?**

Im Abstand von 3 Monaten sollten fachärztliche Vorstellungen erfolgen, um die Frage nach der Fortsetzung der BoNT-Therapie zu beantworten. Es gibt Patienten, bei denen 1- oder 2-malige Injektionen von Botulinumtoxin ausreichend sind und die fokale Spastik nicht wieder in therapiebeeinträchtigendem Maße auftritt. Dies betrifft insbesondere Patienten mit positiver funktioneller Verbesserung. Umgekehrt gibt es auch Patienten, bei denen die fokale Spastik mit Ende der pharmakologischen Botulinumtoxinwirkung remittiert und daher längerfristig, teilweise über Jahre, Re-Injektionen durchgeführt werden sollten. Diese langfristige Therapie kann regelhaft mit gutem Erfolg und ohne sich aufsummierende Nebenwirkungen durchgeführt werden.

13 Hüftadduktorenspastik

Anamnese

Ein 53-jähriger Patient leidet an einer hereditären spastischen Paraparese (HSP). Erste Symptome zeigten sich mit ca. 20 Jahren. Die Erkrankung führte zu einer zunehmenden Spastik und Hyperreflexie aller 4 Extremitäten mit deutlicher Betonung der Beine und geringer ausgeprägter Schwäche.

Klinisch neurologischer Befund

> ? Welche Muskelgruppen der Beine sind bei der HSP besonders betroffen?

Besonders betroffen sind oft die Adduktoren der Hüfte, ergänzend oft die Fußsenker, insbesondere der M. triceps surae. Dies führt zu einem charakteristischen Gangbild. Im Extremfall gehen die Patienten auf Zehenspitzen, mit deutlichem Scherengang.

Therapieverlauf

Der Patient stellte sich erstmalig mit 49 Jahren in der Botulinumtoxin-Ambulanz vor. Seit 1970 bekommt er regelmäßig Physiotherapie. Er erhielt über 3 Jahre alle 3 Monate BoNT-A in beide Beine (Adduktorengruppe und Wadenmuskulatur) injiziert. Dies führte zu einer funktionellen Verbesserung: Die Gehgeschwindigkeit wurde schneller und die Gehstrecke länger. Zudem stürzte der Patient seltener.

Dann übernahm die Krankenkasse nicht mehr die Kosten der Injektionen, weil keines der BoNT-Präparate für die Behandlung einer Beinspastik aufgrund einer HSP zugelassen ist („Off-Label-Use" s. Kap. 6). Die Therapie mit BoNT wurde daraufhin eingestellt.

> ? Welche Auswirkung der Unterbrechung der Therapie mit BoNT war zu erwarten?

Die Spastik nahm wieder auf in etwa das alte Ausmaß zu, die Gehgeschwindigkeit wurde langsamer, die Gehstrecke verkürzte sich, der Patient stürzte vermehrt.

Alternative Therapie

> ? Welche physiotherapeutischen Maßnahmen sollten bei diesem Krankheitsbild angewendet werden?

Grundprinzip ist die Mobilisation der Hüftadduktoren und der Wadenmuskulatur. Es scheint auch aktive Beübung sinnvoll zu sein. Favorisiert wird aktuell das Laufbandtraining unter Anleitung.

> ? Welche oralen Medikamente kommen alternativ infrage?

Eingesetzt wurde Baclofen bis 90 mg/d und Tizanidin bis 24 mg/d. Insbesondere unter Baclofen traten in den hohen Dosierungen Nebenwirkungen in Form von Müdigkeit und allgemeiner Schwäche auf, die Linderung der Spastizität gelang nur geringfügig. Letztlich nahm der Patient 12,5 mg/d Baclofen ein ohne sicheren Therapieerfolg.

Durch die intensivierte orale Therapie und den vermehrten Einsatz der Physiotherapie wurde die Symptomatik vorübergehend stabilisiert, die Gehstrecke nahm jedoch im Verlauf von 100 m auf 30 m ab.

18 Monate nach der letzten Injektion stellte sich der Patient erneut in der Botulinumtoxin-Ambulanz vor. Die Spastizität an den Sprunggelenken und an den Hüftgelenken hatte den Grad 3 auf der Ashworth-Skala. Eine Teststrecke von 2 × 15 m (inkl. Umdrehen) bewältigte der Patient in 46 s. Anamnestisch berichtete er über 1–2 Stürze am Tag, ca. 10 Stürze in der Woche.

Nach aufwändiger schriftlicher Diskussion mit der Krankenkasse wurden die Kosten für die BoNT-A-Therapie wieder übernommen und die ergänzenden BoNT-A-Injektionen wieder aufgenommen.

BoNT-Therapie

Insgesamt wurden 400 U Botox® in verschiedene Muskeln injiziert:
- 80 Einheiten
  - M. adductor magnus rechts
  - M. adductor magnus links
- 40 Einheiten
  - M. adductor longus rechts
  - M. adductor longus links
  - M. soleus rechts
  - M. soleus links
- 20 Einheiten
  - M. gastrocnemius medialis rechts
  - M. gastrocnemius lateralis rechts
  - M. gastrocnemius medialis links
  - M. gastrocnemius lateralis links

Therapieeffekt

Im Intervall von 4 Wochen reduzierte sich die Spastizität auf der MAS jeweils auf den Grad 2. Der Patient benötigte für die Gehstrecke von 2 × 15 m nur noch 32 s. Er stürzte nur noch 1–2 × pro Woche.

Wiederholte Injektionen in Kombination mit intensiver Physiotherapie konnten diesen Therapieerfolg halten.

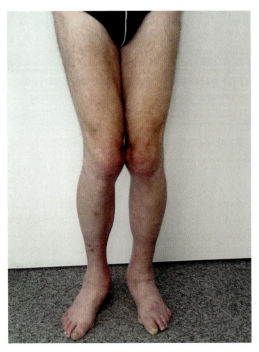

Abb. 13.1 Frontale Ansicht des Patienten mit HSP. Die Oberschenkel und Knie werden durch die Adduktorenspastik gegeneinander gedrückt.

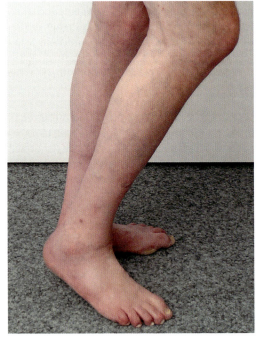

Abb. 13.2 Seitliche Ansicht des Patienten mit HSP. Durch die Spastik der Wadenmuskulatur besteht eine Spitzfußstellung, die Fersen erreichen mit Mühe den Boden.

14 Kniegelenk

Anamnese

Der 62-jährige Patient erlitt 11 Monate vor der erstmaligen Vorstellung auf dem Boden einer absoluten Arrhythmie bei Vorhofflimmern einen kardioembolischen Mediainfarkt links mit einer brachiofazial betonten Hemiparese rechts. In den Folgemonaten bildete sich eine Beugespastik im Kniegelenk rechts aus. Der Patient war initial nach dem Schlaganfall wegen einer ausgeprägten Beinparese vom Kraftgrad 3 proximal und Kraftgrad 1 distal auf den Rollstuhl angewiesen, im Folgenden remittierte die Parese zu einem Kraftgrad von 4 proximal und distal. Die zunehmende Spastik im Kniegelenk machte eine Mobilisierung in den Stand oder das Gehen unmöglich.

Klinisch neurologischer Befund

Problemfokussiert zeigte sich im rechten Hüftgelenk eine Möglichkeit zur Flexion und Extension vom Kraftgrad 4 (0–5) ohne Einschränkung des aktiven und passiven Bewegungsausmaßes. Im Kniegelenk rechts zeigte sich primär eine Flexionshaltung von 90° mit einem passiven Bewegungsausmaß von 45–45–120, einem aktiven Bewegungsausmaß von 60–60–90. Der Kraftgrad lag innerhalb des aktiven Bewegungsausmaßes von 4, MAS4.

Rehabilitative Ziele

Die konsentierten Zielsetzungen waren:
- Verbesserung des passiven Bewegungsausmaßes im rechten Kniegelenk bis zu einem Streckdefizit von maximal 15°
- Mobilisierung in den Stand
- selbstständiges Gehen, ggf. mit Hilfsmitteln, von kurzen Strecken innerhalb der Wohnung

Therapie

Ausgangspunkt für die Therapieplanung war eine Kombination aus fixierter und dynamischer Kontraktur. Für den rehabilitativen Ablauf wurde die Injektion von Botulinumtoxin (Spastikreduktion) mit redressierenden Gipsen (Zielsetzung Beeinflussung der viskoelastischen Komponente) geplant.

? In welcher Dosis wurde BoNT injiziert?

Insgesamt wurden 125 U Botox® in folgende Muskeln injiziert:
- M. semimembranosus/semitendinosus: 75 U (1,5 ml)
- M. biceps femoris: 50 U (1,0 ml)

? Welche Besonderheiten waren bei der BoNT-Therapie zu berücksichtigen?

Die Injektionen erfolgten jeweils gezielt unter sonografischer Kontrolle. Aufgrund der Endplattenverteilung wurde beim M. semitendinosus/semimembranosus in die Mitte des Muskelbauchs injiziert. Beim M. biceps femoris hingegen wurde die Gesamtdosis auf 3 Injektionen über den Gesamtverlauf des Muskels verteilt, da hier keine umschriebene Endplattenhäufung besteht.

? Welche Therapie wurde unmittelbar nach der Injektionsbehandlung durchgeführt?

Direkt im Anschluss an die Injektion von Botulinumtoxin wurden funktionelle Dehnungen durchgeführt.

Weitere therapeutische Maßnahmen

? Welche mittelfristige Therapie wurde durchgeführt?

Drei Tage nach der Injektion von BoNT wurde mit den redressierenden Gipsen (zirkulärer Gips) des Kniegelenks begonnen (Abb. 14.1 und 14.2). Die Gipse wurden im 2-tägigen Rhythmus gewechselt. Vier aufeinander folgende Gipsanlagen waren notwendig.

Therapieeffekt

Nach der kombinierten Behandlung von Botulinumtoxin und redressierenden Gipsen betrug das passive Gelenkbewegungsausmaß im Kniegelenk 15–15–120°, das aktive 25–25–90°.

Hiermit gelang zunächst eine Stehmobilisierung (Verwendung eines Fußkeils). Nach einer 2-wöchigen Behandlung mit Dehnübungen unter Nutzung des Körpergewichts betrug das passive Bewegungsausmaß 5–5–120°.

Überleitend konnte eine zunehmende Gehmobilisierung erreicht werden, der Patient war zum Abschluss der Behandlung in der Lage, unter Zuhilfenahme einer links geführten Unterarmgehstütze Strecken bis 100 m selbstständig zu gehen.

Verlauf

Nach Ablauf von 3 Monaten sollte eine ärztliche Vorstellung und Reskalierung erfolgen unter der Fragestellung, ob eine Wiederholung der Injektion von Botulinumtoxin notwendig wird.

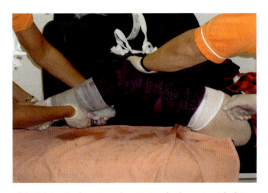

Abb. 14.1 Redression des Kniegelenks mit zirkulären Gipsen.

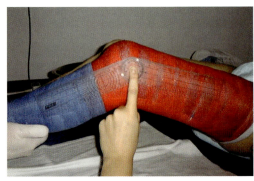

Abb. 14.2 Redression des Kniegelenks mit zirkulären Gipsen. Zustand nach Gipswechsel.

15 Sprunggelenk

Anamnese

Ein 20-jähriger Patient erlitt im August 2009 ein schweres Schädel-Hirn-Trauma mit initial linksbetonter spastischer Tetraparese bei bestehenden Kontrakturen. Ein Jahr nach Ereignis zeigte er selektive und koordinative Bewegungen aller Extremitäten. Der junge Patient war im Alltag komplett auf fremde Hilfe angewiesen. Bei einer FAC von 0–1/5 war er nur mit 2 Hilfspersonen und weiteren Hilfsmitteln für wenige Schritte gehfähig. Beim Transfer vom Liegen in den Sitz und in den Stand wurde eine Person zur Hilfe benötigt. Der Patient konnte dabei mithelfen.

Klinisch neurologischer Befund

Die linke obere Extremität zeigte nach Diagnostik (Testung MAS, Röntgen aller Gelenke) eine spastische Tonuserhöhung mit Einschränkungen des passiven Bewegungsausmaßes und Kraft, jedoch selektiver Aktivität aller Bewegungen mit einem durchschnittlichen Kraftgrad von 3.

Die gleichen diagnostischen Maßnahmen ergaben für die rechte obere Extremität keine spastische Tonuserhöhung mit Einschränkungen des passiven Bewegungsausmaßes und Kraft, jedoch selektiver Aktivität aller Bewegungen.

Auch in den unteren Extremitäten zeigte die rechte Seite keine spastische Tonuserhöhung im Gegensatz zu der linken Seite (Tab. 15.1).

Hinweis. Die MAS variierte je nach Ausgangsstellung des Patienten (in RL MAS < Stand). Die Adduktoren zeigten links eine geringfügige Tonuserhöhung. Bei den ADL-Fähigkeiten musste das Waschen und Anziehen vollständig übernommen werden. Toilettentransfer und -benutzung mit Hilfe einer Person waren möglich.

Tabelle 15.1 Messergebnisse an den unteren Extremitäten.

	MAS	p/ROM	Kraftgrade
Linke Extremität			
Hüfte	0/4	frei	3/4
Knie	0/4	frei	3/4
Sprunggelenk	4/4	0/40°/50°	2/4
Zehen	3/4	frei	2/4
Rechte Extremität			
Hüfte	0/4	frei	3/4
Knie	0/4	frei	3/4
Sprunggelenk	0/4	0/3°/50°	2/4
Zehen	0/4	frei	3/4

Rehabilitative Ziele

Der Patient erhielt eine 2-monatige stationäre Rehabilitation, für die folgende Ziele definiert wurden.
- Ziele
  - Gehen mit Hilfsmittel für kurze Strecke ohne Hilfsperson
  - Essen fester Nahrung; Reduktion des Speichelflusses sowie Verbesserung der Mimik und Artikulation
  - Entfernung des suprapubischen Katheters und selbstständiger Toilettengang

Therapie

Für die Rehabilitation wurde ein Stufenplan erstellt:

- 1.–5. Tag
  - Physiotherapie, Ergo-, Sporttherapie und Logopädie
  - Diagnostik (Labor, Röntgen)
- 2.–5. Tag
  - Injektion Botulinumtoxin (Botox®) ultraschallkontrolliert
    - obere Extremität links: M. biceps 75 U, M. brachialis 50 U, M. brachioradialis 50 U, M. flexor carpi radialis 50 U, M. flexor carpi ulnaris 50 U
    - untere Extremität links: M. gastrocnemius medialis 50 U, M. gastrocnemius lateralis 25 U, M. soleus 50 U, M. tibialis posterior 50 U, M. flexor hallucis longus 50 U, M. flexor hallucis brevis 25 U, M. flexor digitorum longus 50 U, M. flexor digitorum brevis 25 U.
  - (Tizanidin und Baclofen signifikant reduzieren, L-Dopa oral am Vormittag und Nachmittag zur Unterstützung des motorischen Lernens und Verbesserung der Motorikeffekte)
- 10.–22. Tag
  - geschlossene Redression OSG links ohne Immobilisation
  - Stand- und Gangtraining unter Einbezug Laufbandtherapie mit partieller Körpergewichtsentlastung
- 1.–8. Woche
  - Task specific Therapy (Prioritäten nach Zielvereinbarung)
  - Physio-, Sport-, Ergo- und Logotherapie mit aktiven und passiven Elementen!
  - Umstellung der oralen Medikamente
- 6.–7. Woche
  - Einleitung von Hilfsmitteln
  - Eigenübungsprogramme

> **? Welche Therapien wurden nach BoNT-Injektion und Redression durchgeführt?**

Direkt nach der Injektion von BoNT wurde die linke obere und untere Extremität funktionell gedehnt und die Spastik provoziert. So wurde eine Standmobilisation und Laufbandtherapie mit partieller Körpergewichtsentlastung durchgeführt.

Fünf Tage nach der Injektionsbehandlung zeigte sich eine Spastikreduktion der gespritzten Muskeln, sodass die Redression des linken Sprunggelenks begonnen wurde:

- Bei einem Defizit von 40° zur orthograden Nullstellung des linken Sprunggelenks (Abb. 15.1) konnten durch die Injektion von BoNT ohne Redression 5° pROM gewonnen werden.
- Im Anschluss wurde über 15 Tage eine serielle Redression durchgeführt (Abb. 15.2 bis 15.5).

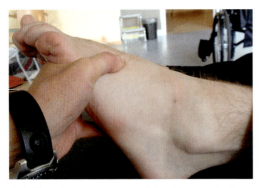

Abb. 15.1 Defizit von 40° am linken Sprunggelenk vor der Injektion von Botulinumtoxin.

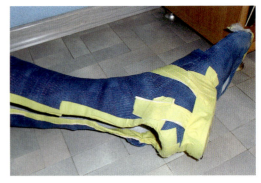

Abb. 15.2 Cast-Stehschiene mit Ausgleichkeil des Defizits.

15 Sprunggelenk

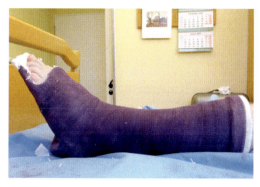

Abb. 15.**3** Serielle geschlossene Redression Tag 1: −35°.

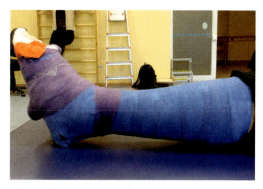

Abb. 15.**4** Serielle geschlossene Redression Tag 3: −25°.

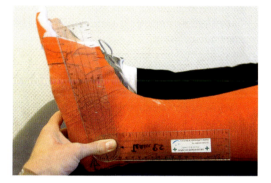

Abb. 15.**5** Serielle geschlossene Redression Tag 12: −5°.

- Der letzte Redressionsverband wurde als Lagerungsschiene zur Entwöhnung der Redression über eine weitere Woche jeweils in der Nacht und am Mittag eine Stunde bei Ruhe eingesetzt.
- Die Cast-Innenschuhe wurden eine Woche zur Gangrehabilitation genutzt (Abb. 15.**6**).

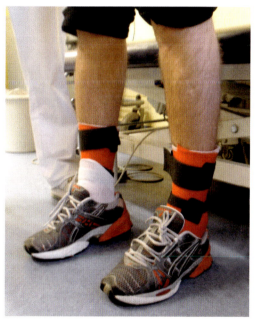

Abb. 15.**6** Cast-Innenschuh beidseits Tag 15: −5°.

? *Welche Hilfsmittel wurden zum Abschluss der Rehabilitation verordnet?*

Der linke Fuß zeigte bei spastischer Tonuserhöhung ein Restdefizit der passiven Beweglichkeit von 5° zur funktionellen Nullstellung. Es ist davon auszugehen, dass diese 5° eine fixierte Kontraktur ist. Das rechte Sprunggelenk zeigt ebenfalls eine fixierte Kontraktur von 3° zur funktionellen Nullstellung.

Der Patient erhielt einen **Rollator** für zu Hause und 2 Konfektionsschuhe, Therapieaktivschuhe, die die Sprunggelenke lateral und medial mit Karbonverstärkung stabilisieren mit zusätzlichem Fersenkeil von 5 mm beidseits, und Einlegesohlen (Abb. 15.**7** und 15.**8**).

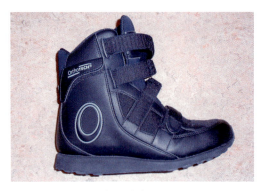
Abb. 15.7 Therapieaktivschuh.

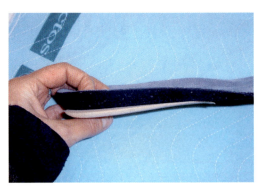
Abb. 15.8 Einlegesohle und Fersenkeil.

Therapieeffekt

Nach Injektion von BoNT wurden eine geschlossene Redression über 15 Tage und zusätzliche Kombinationstherapien im hochfrequenten Modus über den gesamten Rehabilitationsaufenthalt durchgeführt. Weiterhin wurde zusätzlich L-Dopa gegeben und die oralen Antispastika signifikant reduziert.

Mit all diesen Maßnahmen konnten folgende Ziele erreicht werden:
- Der Patient ist für ca. 500 Meter am Rollator mit Spezialschuhen alleine ohne Hilfsperson gehfähig. Die FAC wurde von 0–1 auf 3/5 gesteigert. Das Gehen mit einer Hilfsperson ist sicherer und mit wesentlich weniger Hilfe und Unterstützung für längere Strecken möglich.
- Die Treppe kann mit Unterstützung von einer Hilfsperson und Geländer auf der rechten Seite im Beistellschritt hoch und herunter bewältigt werden.
- Der Transfer vom Liegen ins Stehen wird selbstständig ohne Hilfe durchgeführt.
- Der rechte Fuß zeigt weiterhin ein Defizit von 3° und der linke von 5° zur funktionellen Nullstellung. Die Kraftgrade beider Füße konnten gesteigert und die Spastik des linken Fußes reduziert werden.
- Der Patient ist in der Lage, im Sitzen komplett allein seine Strümpfe und Schuhe anzuziehen. Die Hilfe beim Waschen und Anziehen konnte reduziert werden.
- Der Blasen-Dauerkatheter wurde entfernt.
- Die Nahrung konnte von pürierter Kost auf normale Kost umgestellt werden. Der Patient kann alleine essen.

Verlauf

? *Welche weitere Diagnostik und Therapie sind sinnvoll?*

Eine erneute Injektion von BoNT etwa 3 Monate nach Erstinjektion unter Ultraschallkontrolle zur weiteren Verbesserung der Dorsalextension im OSG für das Gehen wurde empfohlen. Bei weiteren Rezidiven sollte eine neuro-orthopädische Intervention erwogen werden.

Desweiteren wurde die Fortsetzung von Physio-, Ergo-, Sport- und Logotherapie empfohlen sowie ein Übungsprogramm für die Umsetzung des Erlernten in den Alltag.

16 Sprunggelenk und Zehen

Anamnese

Die 53-jährige Patientin erlitt vor einem Jahr eine intrazerebrale Blutung im Stammganglienbereich rechts und einen Mediainfarkt rechts mit links betonter spastischer Tetraparese. Bei Aufnahme in die ambulante Rehabilitation war die Patientin rollstuhlpflichtig und mit wenig Hilfe einer Person war ein Transfer in den Stand oder Sitz möglich.

Problematisch war zum einen die Spastik der oberen linken Extremität mit nur geringfügiger Ansteuerung der selektiven Muskelaktivitäten. Zum anderen bestand eine spastische Fehlstellung des linken Sprunggelenks und der Zehengelenke I–V, die ein selbstständiges Gehen für die Patientin unmöglich machte. Sie war für wenige Schritte mithilfe einer Person, 4-Punkte-Stock und Valenser Schiene links gehfähig. Weiterhin zeigten sich ein Neglekt nach links sowie eine Aphasie.

Klinisch neurologischer Befund

Die linke untere Extremität zeigte im Hüft- und Kniegelenk einen Kraftgrad von 3 (0–5) der Extension und Flexion. Die Fußhebung links war bei einem Kraftgrad von 1 (0–5) nur wenig von der Patientin selektiv zu aktivieren, die Bewegung im Sprunggelenk erfolgte durch eine Masseninnervation. Die Zehen konnten nicht aktiv bewegt werden.

Das Sprunggelenk war bei einer dynamischen Spitzfußkontraktur auf 90° passiv zu bewegen (Abb. 16.**1**, 16.**2**). Die spastische Muskeltonuserhöhung für die Knieflexion betrug 2 (0–4) auf der MAS, für die Plantarflexion und Supination 3 (0–4) und für die Zehenflexion der Digiti I–V 4 (0–4) (Abb. 16.**3**).

Der linke Fuß zeigte an der Achillessehne und am medialen Fußrücken teilweise offene Blasen aufgrund der Valenser Schiene.

Aufnahme-Assessments für die Gangrehabilitation
- Barthel-Index: 70 (100)
- Functional Ambulation Category (FAC): 2 (5) (1-Punkte-Stock, Valenser-Schiene links)
- 10-m-Gehtest: 1,04 min, 41 Schritte
- Timed-up-and-go-Test: 47 s
- Rivermead-Mobility-Index (RMI): 7 (15)
- Rivermead Bein und Rumpf: 3 (10)
- 6-min-Gehtest: nicht durchführbar

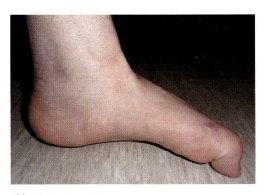

Abb. 16.**1** Pes equinus von vorne.

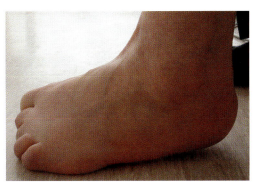

Abb. 16.**2** Pes equinus von der Seite.

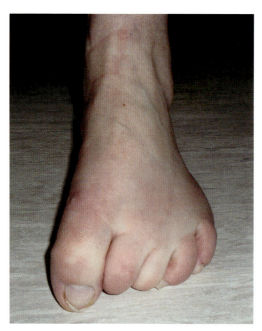

Abb. 16.3 Spastisches Krallen der Zehen.

Rehabilitative Ziele
- **Ziele** der Patientin
  - mit Hilfsmitteln sicher innerhalb der Wohnung und auf der Straße gehen können
  - im Beruf als Sacharbeiterin im Amt geringfügig tätig sein
  - die Wohnung in der zweiten Etage nicht rollstuhlgerecht umbauen müssen
  - mit dem Neffen auf dem Boden spielen
  - den linken Arm als Haltearm unterstützend einsetzen können
  - selbstständig an- und ausziehen, keine Hilfe beim Waschen

Therapie

Die Patienten erhielt ein Jahr nach dem Ereignis eine **ambulante Rehabilitation** für 12 Wochen. Folgende therapeutische Maßnahmen waren Bestandteil der Rehabilitation:
- 5× wöchentlich:
  60 min Sporttherapie
- 3–4× wöchentlich:
  60 min Sporttherapie, 30 min Ergotherapie
- 3× wöchentlich:
  jeweils 30 min Gleichgewichtsgruppe und Logopädie
- 2× wöchentlich:
  20 min Fango + Massage, jeweils 30 min Hockergruppe, Ergogruppe, Entspannungsgruppe, Neuropsychologie, Aufmerksamkeitsgruppe
- 1× wöchentlich:
  90 min Haushaltstraining, Arztvisite, Sozialberatung, Ernährungsberatung, Rehavorträge

? Wie wurde die Rehabilitation durchgeführt?

Stufenplan Physiotherapie:
- **Cast-Innenschuh** (1. Behandlungswoche):
  - Anfertigung eines Cast-Innenschuhs für das linke Sprunggelenk in der ersten Behandlungswoche, um Voraussetzungen für eine Stand- und Gangmobilisation durch Tonusreduktion der Plantarflexoren und eine Gelenkstabilisierung zu schaffen.
  - Tragezeiten: täglich in der Physio- und Sporttherapie
- **Stand- und Gangrehabilitation** (1.–3. Behandlungswoche)
  - Erarbeiten eines selbstständigen, symmetrischen und sicheren Transfers aus dem Rollstuhl in den Stand
  - Erarbeiten eines dynamischen Standes (auch barfuß)
  - Gangrehabilitation auf dem Laufband mit partieller Körpergewichtsentlastung und anschließendem Gehen in der Ebene
  - funktionelle Dehnung der Plantarflexoren der linken unteren Extremität
  - Lagerung und Stehgerät zwischen einzelnen Therapieeinheiten
- **Injektion BoNT-A** sonografiegesteuert in die untere Extremität links (3. Behandlungswoche)
  - vor der Injektion: Cast-Innenschuh und Physio- und Sporttherapie (s. o.)
  - M. tibialis posterior links 80 Units Botox®

- M. gastrocnemius caput medialis links 70 Units Botox®
- M. flexor hallucis longus links: 50 Units Botox®
- M. flexor digitorum longus links: 50 Units Botox®
- M. flexor digitorum brevis links: 30 Units Botox®
- nach der Injektion: sofort Dehnung der gespritzten Muskeln für ca. 15 min, anschließend Stand und Gangtraining
- **Gangrehabilitation**, gerätegestützte Therapie, Gehtraining im Handlungskontext (3.–12. Behandlungswoche)
  - Anfertigung eines neuen Cast-Innenschuhs in der 5. Behandlungswoche (Tragezeiten: in den Therapien während der ambulanten Rehabilitation; zu Hause beim Gehen)
  - Laufbandtherapie mit partieller Körpergewichtsentlastung mit Steigerung der Ganggeschwindigkeit und Gehstrecke, Gehen mit Neigung bis hin zum kompletten Abbau der partiellen Körpergewichtsentlastung
  - Gehtraining Treppe mit Therapeuten
  - Gehtraining im Haus mit Therapeuten (auch ohne Fußschiene links)
  - Gehtraining draußen auf Kopfsteinpflaster, Bordsteinkanten usw. mit Therapeuten
  - Mattentraining mit Erarbeitung eines selbstständigen Transfers auf die Matte und zurück
- **Sporttherapie** (1.–12. Behandlungswoche)
  In Kombination mit der Physiotherapie wurden folgende **Ziele** besprochen:
  - Steigerung der Belastbarkeit und Ausdauer
  - Verbesserung der Rumpfextensionsaktivität
  - Verbesserung der selektiven Kraft und Koordination Bein und Rumpf sowie der oberen Extremität
  - Verbesserung Stand, Gleichgewicht und Gang.

  Maßnahmen im Verlauf:
  - Fahrradergometer (Beginn 5 min/30 Watt, im Verlauf 15 min/30 Watt)
  - Koordination: Bridging (Beginn 2 × 10, im Verlauf mit Pezziball 2 × 20)
  - Kräftigung: Beinstemme (Beginn 3 × 20/ 16 kg, im Verlauf 4 × 20/32 kg), Kniestrecker ab 4. Behandlungswoche (Beginn 3 × 20/ 20 kg, im Verlauf keine Steigerung)
  - Stand: Stehen im Stehpult mit kontrolliertem Eigentraining der oberen Extremität mittels Rehaslide-Armtrainer („Nudelholz") (Beginn 1 × 100, im Verlauf 3 × 40)
  - Koordination/Stand: kleine Kniebeuge an der Sprossenwand ab 4. Behandlungswoche
  - Gehen
    - ab 6. Behandlungswoche freies Gehen von Gerät zu Gerät mit Hilfsmitteln, 1-Punkt-Stock und Cast-Innenschuh
    - ab 7. Behandlungswoche Gehen mit Hilfsmittel und therapeutischer Begleitung von einer Therapie zur nächsten Therapie innerhalb des Hauses.

Die Patientin wurde an allen Geräten und bei allen Übungen in der Sporttherapie immer therapeutisch begleitet, korrigiert und supervidiert. Des Weiteren wurde die Patientin therapeutisch funktionell in jeder Therapieeinheit der Sporttherapie gedehnt.

- **Hilfsmittel**
  - bei Aufnahme: Rollstuhl, Valenser Schiene, 4-Punkte-Stock
  - 1. Behandlungswoche: Rollstuhl, 4-Punkte-Stock, Cast-Innenschuh (Der Ehemann der Patientin erhielt eine Einweisung für das Anlegen des Cast-Innenschuhs seiner Frau.)
  - 2. Behandlungswoche: Cast-Innenschuh links, 1-Punkt-Stock, Rollstuhl
  - 5. Behandlungswoche: neuer Cast-Innenschuh links, 1-Punkt-Stock, Rollstuhl
  - 7. Behandlungswoche: Cast-Innenschuh links, 1-Punkt-Stock (Rollstuhl)
  - 12. Behandlungswoche: Fußheberorthese Toe-off-Schiene links, 1-Punkte-Stock, (Rollstuhl für längere Gehstrecken draußen)
- **Lagerung**
  - Die Patientin stand zusätzlich zwischen den Therapien barfuß im Stehpult.
  - Sie erhielt zusätzlich Wärmetherapie (Fango) bei antispastischer Lagerung für die Hüftflexoren, Wadenmuskulatur links und LWS-Bereich.

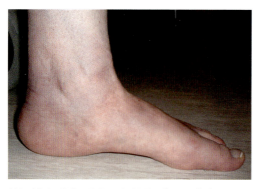

Abb. 16.**4** Linker Fuß nach 12 Wochen ambulanter Rehabilitation.

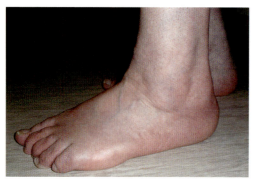

Abb. 16.**5**

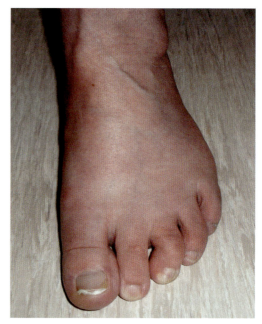

Abb. 16.**6**

- **Übungsprogramm/Anleitung**
  – Mit Patientin und Ehemann wurde besprochen, zu Hause einen symmetrischen Transfer zu üben und auf einem normalen Stuhl zu sitzen.

Therapieeffekte

Unter den Maßnahmen der Therapie im interdisziplinären Setting, der Injektion von BoNT sowie einer Anpassung von Hilfsmitteln konnten folgende Ergebnisse erzielt werden (Abb. 16.**4** bis 16.**6**):

Die Patient war bei Entlassung innerhalb des Hauses mit 1-Punkt-Stock und Toe-off-Schiene des linken Sprunggelenks selbstständig und sicher gehfähig. Draußen ging die Patientin kurze Gehstrecken mit der Fußheberorthese und hakte sich bei ihrem Mann ein. Für längere Gehstrecken und bspw. beim Einkauf im großen Supermarkt wurde der Rollstuhl genutzt.

Assessments für die Gangrehabilitation bei **Entlassung:**
- Barthel-Index: 75 (zuvor 70)
- Functional Ambulation Category (FAC): 4/5 mit Fußheberorthese links und 1-Punkt-Stock (zuvor 2/5)
- 10-m-Gehtest: 47 s, 35 Schritte (zuvor 1:04 min, 41 Schritte]
- 6-min-Gehtest: 80 m (zuvor nicht durchführbar)
- Timed-up-and-go-Test: 39 s (zuvor 47 s)
- Rivermead Bein und Rumpf: 5/10 (3/10)
- Rivermead-Mobility-Index (RMI): 12/15 (zuvor 7/15)

Therapieverlauf

> **?** *Welche Therapie sollte langfristig fortgeführt werden?*

Die Patientin erhielt nach Abschluss der ambulanten Rehabilitation wöchentlich 2 × 30 min Physiotherapie, 2 × 30 min Ergotherapie und 2 × Sporttherapie auf der Basis der Heilmittelverordnung.

Nach Ablauf von 3 Monaten erfolgte eine erneute Injektion von Botulinumtoxin der spastischen Muskulatur des linken Fußes. Die Patientin profitiert langfristig von einer Re-Injektion in Kombination mit oben angeführten Therapien. Auch nach 2 Jahren gibt es immer noch weitere funktionelle Verbesserungen und eine Erweiterung der Selbstständigkeit im alltäglichen Leben. Weitere Steigerungen sind weiterhin bei gutem Potenzial zu erwarten.

Die Inhalte der Therapien passen sich dem funktionellen Zugewinn der Patientin an (Shaping). Die Therapien sollten weiterhin aufgabenbezogen im Kontext des alltäglichen Lebens durchgeführt werden. Ebenso ist auch die Hilfsmittelversorgung immer wieder neu zu überdenken und gegebenenfalls bei Verbesserung abzubauen.

Isolierte Spastik der Zehen

Bei einer moderaten Spastik der Zehen (MAS bis 2/4) kann ein Zehenpolster („Banane") als Hilfsmittel ausprobiert werden, um die Abroll- und Abstoßphase im Gangzyklus zu verbessern (Abb. 16.**7** und 16.**8**).

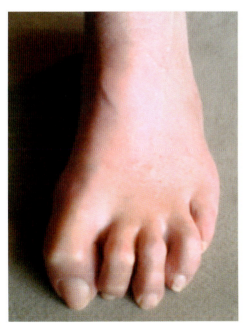

Abb. 16.**7** Spastische Zehenflexion.

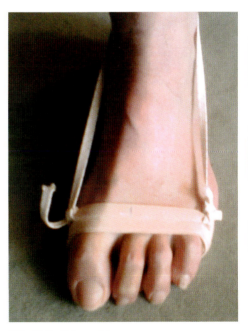

Abb. 16.**8** Zehenpolster.

Anhang

17 Assessments

Praktikabilität der Assessments	66
Auf welcher ICF-Ebene misst welcher Test?	67
Welche Funktion messe ich mit welchem Test?	68
Kurzbeschreibungen der einzelnen Testverfahren	69
ARAT (Action Research Arm Test)	69
WMFT (Wolf Motor Function Test)	69
NHPT (Nine-Hole Peg Test)	69
Purdue Pegboard Test (Model 32020)	71
DGI (Dynamic Gait Index)	71
FGA (Functional Gait Assessment [Deutsche Version])	72
BBS (Berg Balance Scale)	72
Timed-up-and-go	73
10-m-Gehtest (Varianten: 5 m, 6 m, 20 m)	74
6-min-Gehtest	74
Tinetti/POMA	74
FR (Functional Reach)	75
FAC (Functional Ambulation Categories)	75
Literatur	78

17 Assessments

Praktikabilität der Assessments

Tabelle 17.1   Praktikabilität der Tests. Quelle: [2].

Test	Zeitaufwand in Minuten	Kosten	Ausbildung In Minuten/Stunden
GAS (Goal Attainment Scale)	10–15 min	keine	ca. 30 min
VAS (Visuelle Analog-Skala)	ca. 5 min	keine	15 min
ROM (Range of Motion)	wenige Minuten pro Gelenk	Winkelmesser max. 5 Euro	ca. 2 h, Kenntnisse der anatomischen Strukturen und Durchführung der Neutral-Null-Methode (Debrunner)
Ashworth	wenige Minuten pro Gelenk	keine	1 h
MFT (Muskelfunktionstest)	pro Muskel 2 min Gesamtmuskelstatus 45 min	keine	8 h
WMFOT (Wolf Motor Function Test)	ca. 20 min	keine (Gegenstände sind aus dem Alltag)	60 min
Pegboard Test	10 min	ca. 95 Euro	30 min
NHPT (Nine-Hole Peg Test)	5 min	ca. 35 Euro oder selbst herstellen nach Vorgabe	30 min
ARAT (Action Research Arm Test)	10 min	ca. 70 Euro	2 h
BBS (Berg Balance Scale)	15–20 min	keine	4 h
POMA/Tinetti (Performance Oriented Mobility Assessment)	5–15 min	keine	2 h
FR (Functional Reach)	1 min	keine	30 min
FGA (Functional Gait Assessment)	15 min	Klebeband für Spurbreite	1 h
DGI (Dynamic Gait Index)	max. 10 min	keine	1 h
FAC (Function Ambulation Categories)	1 min	keine	15 min
6-min-Gehtest	6 min	Stoppuhr	10 min
Timed-up-and-go	5 min	Stoppuhr, Stuhl, Streckenmarkierung	30 min, Einführung in die standardisierte Messung
10-m-Gehtest	wenige Minuten	Stoppuhr, evtl. Kreide für Markierung	30 min

Auf welcher ICF-Ebene misst welcher Test?

Tabelle 17.2 Auf welcher ICF-Ebene misst welcher Test?

Test	Körperfunktion und -struktur	Aktivität	Partizipation
ROM	+		
MFT	+		
GAS	+	+	+
NAS	+	+	+
FGA		+	+
DGI		+	+
Ashworth	+		
Vigurimeter	+		
Functional Reach	+	+	
Fingerhohlhandabstand	+		
WMFT	+	+	
NHPT		+	
FAC		+	
BBS	+	+	
10-m-Gehtest		+	
Tinetti/Poma		+	
6-min-Gehtest		+	

Welche Funktion messe ich mit welchem Test?

Tabelle 17.3 Welche Funktion messe ich mit welchem Test? (alphabetisch aufgelistet)

Funktion	Test
Obere Extremität: Hand	
Feinmotorik	WMFT, Pegboard Test, Nine-Hole Peg Test, ARAT
Greiffunktion Hand (Grobgriff)	WMFT, ARAT
Greiffunktion Hand (Pinzettengriff, Spitzgriff)	WMFT, Pegboard Test, Nine-Hole Peg Test, ARAT
Handgelenksextension, -flexion	Range of Motion, ARAT
ulnare/radiale Abduktion	Range of Motion, ARAT
Kraft	Vigurimeter
Obere Extremität: Schulter und Arm	
Ellbogenextension	WMFT, Range of Motion
Ellbogenflexion	WMFT, Range of Motion, ARAT
Grobmotorik Arm	WMFT, Range of Motion, ARAT
Pronation (Aufgabe 12 WMFT)	WMFT, Range of Motion, ARAT
Schulterabduktion	WMFT, Range of Motion, ARAT
Schulterflexion	WMFT, Range of Motion, ARAT
Supination/Pronation	WMFT, Range of Motion, ARAT
Untere Extremität	
Ausdauer Gehen	6-min-Gehtest
Einbeinstand	BBS
Gehgeschwindigkeit	10-m-Gehtest
Gleichgewicht	Functional Reach, BBS
Schrittlänge	10-m-Gehtest
Standbein	BBS
Sturzrisiko	POMA, Tinetti, BBS, FAC, Timed-up-and-go

Kurzbeschreibungen der einzelnen Testverfahren

Die im Folgenden dargestellten Assessments können aus Platzgründen nur im Überblick vorgestellt werden. Bezüglich der Relevanz für Ihre Praxis dürfen wir auf die weiterführende Literatur verweisen (siehe auch Kapitel 4 ICF und Assessments). Folgende Assessments werden vorgestellt:
- obere Extremität
  - ARAT (Action Research Arm Test)
  - WMFT (Wolf Motor Function Test)
  - Nine-Hole Peg Test
  - Pegboard Test
- untere Extremität
  - DGI (Dynamic Gait Index)
  - FGA (Functional Gait Assessment)
  - BBS (Berg Balance Scale)
  - Timed-up-and-go
  - 10-m-Gehtest
  - 6-min-Gehtest
  - POMA
  - Functional Reach
  - FAC (Functional Gait Categories)

ARAT (Action Research Arm Test)

Der ARAT beurteilt in 4 Subskalen (A = Greifen, B = Halten, C = Feinmotorik, D = Armmotorik) die Motorik von rechter und linker Hand. Die Aufgaben werden wie folgt bewertet:
- 0 = kann die Aufgabe nicht ausführen
- 1 = teilweise ausführbar
- 2 = ausführbar, aber verlangsamt oder mit Schwierigkeiten
- 3 = normal

Die maximal zu erreichende Punktzahl pro Extremität beträgt 57.
Die Items der 4 Subskalen A–D sind wie folgt geordnet:
- Wenn das erste Item einer Subskala normal ausgeführt wird, erhält der Patient die maximale Punktzahl für die betreffende Skala.
- Wenn das erste Item einer Subskala nicht ausgeführt werden kann, erhält der Patient 0 Punkte für die betreffende Subskala.
- In allen anderen Fällen müssen die anderen Subtests durchgeführt werden.

WMFT (Wolf Motor Function Test)

Der WMFT bildet die Funktion der Arm- und Handmotorik durch quantitative Messung der Aufgabe in Sekunden und qualitative Erfassung der funktionellen Fähigkeit ab (0–5 Punkte, Abb. 17.1). Er enthält u. a. auch Alltagsaufgaben. Bei normalen Arm- und Handaktivitäten ist eine Punktzahl von 75 zu erreichen.

NHPT (Nine-Hole Peg Test)

Der Nine-Hole Peg Test wurde von Mathiowetz et al. (1985) zur Messung der Geschicklichkeit der Finger entwickelt.

Was wird beurteilt?

Der Test beurteilt die Geschicklichkeit der Finger und verlangt proximale motorische Kontrolle der oberen Extremität.

Für welche Menschen ist der NHPT anwendbar?

Alle Patienten mit mittelmäßigen Einschränkungen der Feinmotorik (Voraussetzung ist zusätzlich Verständnis der Aufgabenstellung – 9 Stecker müssen so schnell wie möglich in 9 Löcher gesteckt und wieder herausgenommen werden).

Material, Durchführung, Auswertung

Das Testverfahren ist standardisiert.
Mathiowetz hat Normwerte für verschiedene Gruppen definiert:
- nach dem Alter: < 20 bis > 75 Jahre
- rechte versus linke Hand – vorhanden (Mathiowetz et al. 1985 und Oxford et al. 2003).

Wolf Motor Function Test (WMFT)
(nicht validierte Übersetzung von Detlef Marks)

Name Patient .... Geburtsdatum ....

Name Beurteiler .... Datum ....

Aufgabe	benötigte Zeit	funktionelle Fähigkeit
1. Unterarm auf den Tisch	....	0 – 1 – 2 – 3 – 4 – 5
2. Unterarm auf Kiste	....	0 – 1 – 2 – 3 – 4 – 5
3. Ellbogen Extension	....	0 – 1 – 2 – 3 – 4 – 5
4. Ellbogen Extension mit Gewicht	....	0 – 1 – 2 – 3 – 4 – 5
5. Hand auf den Tisch	....	0 – 1 – 2 – 3 – 4 – 5
6. Hand auf Kiste	....	0 – 1 – 2 – 3 – 4 – 5
7. Flexion Ellbogen mit Gewicht	....	0 – 1 – 2 – 3 – 4 – 5
8. Dose zum Mund	....	0 – 1 – 2 – 3 – 4 – 5
9. Stift greifen	....	0 – 1 – 2 – 3 – 4 – 5
10. Büroklammer greifen	....	0 – 1 – 2 – 3 – 4 – 5
11. Spielsteine stapeln	....	0 – 1 – 2 – 3 – 4 – 5
12. Spielkarten umdrehen	....	0 – 1 – 2 – 3 – 4 – 5
13. Schlüssel drehen	....	0 – 1 – 2 – 3 – 4 – 5
14. Handtuch falten	....	0 – 1 – 2 – 3 – 4 – 5
15. Korb hochheben	....	0 – 1 – 2 – 3 – 4 – 5

Skalierung:

0 Der betroffene Arm wird nicht eingesetzt.

1 Der betroffene Arm wird nicht funktionell eingesetzt, es wird aber versucht, ihn zu benutzen. Bei unilateralem Gebrauch kann die betroffene Seite von der nicht betroffenen Seite unterstützt werden.

2 Der betroffene Arm wird eingesetzt, benötigt aber Unterstützung vom nicht betroffenen Arm für kleinere Korrekturen oder den Wechsel der Position.
oder: Es werden mehr als 2 Versuche zur Ausführung benötigt.
oder: Die Ausführung erfolgt sehr langsam.
Bei bimanuellen Tätigkeiten dient der betroffene Arm als „Hilfshand/Hilfsarm" oder zur Stabilisierung.

3 Der betroffene Arm führt die Bewegung durch, jedoch ist diese durch Massensynergien beeinflusst oder wird langsam und/oder mit viel Kraft ausgeführt.

4 Der betroffene Arm führt die Bewegung durch. Diese ist annähernd normal, wird aber langsamer, weniger präzise oder mit Defiziten in der Feinmotorik oder im Bewegungsfluss durchgeführt.

5 Der betroffene Arm führt die Bewegung normal durch.

Abb. 17.1 Wolf Motor Function Test. Quellenangaben: Schädler et al. [2].

Bezugsquellen

Alle Unterlagen zur Durchführung des Tests können über das Internet erworben werden:
- z. B. original über Firma Russka (www.russka.de)
- Nachbau (Bauanleitung z. B. in Schädler et al. 2006, S. 127)

Purdue Pegboard Test (Model 32020)

Der Purdue Pegboard Test wurde ursprünglich 1948 von Joseph Tiffin (PhD) an der Purdue Universität entwickelt, und zwar zur Überprüfung der Eignung von Personen (ohne besondere Einschränkungen) für bestimmte Arten von Arbeiten in der Industrie.

Was wird beurteilt?

Das Instrument misst Hand- und Fingergeschicklichkeit.

Für welche Menschen ist der Purdue Pegboard Test anwendbar?

Inzwischen wird der Test in unterschiedlichen Settings eingesetzt, insbesondere bei Menschen mit
- Schädel-Hirn-Trauma,
- Kindern mit (neurologischen) Lernbehinderungen,
- bei Menschen mit Legasthenie,
- in der Arbeitsrehabilitation und in der Handtherapie.

Durchführung

Die Testperson sitzt an einem Tisch, auf dem das Testboard vor ihr platziert ist. Das Testboard ist in 2 Bereiche eingeteilt und enthält im oberen Bereich 4 Ausbuchtungen, in denen kleine Metallstifte, Röhrchen und Unterlegscheiben gelagert werden. Im unteren Bereich ist das Board von oben nach unten mit 2 Lochreihen mit jeweils 30 Löchern ausgestattet.

Folgende **Aufgaben** führt die Person nach genauer Anweisung und einigen Übungsversuchen durch:
- mit der rechten Hand in 30 s möglichst viele Stifte in die rechte Lochreihe setzen
- mit der linken Hand in 30 s möglichst viele Stifte in die linke Lochreihe setzen
- mit beiden Händen gleichzeitig in 30 s möglichst viele Stifte paarweise in die entsprechenden Lochreihen setzen
- mit beiden Händen in 60 s möglichst viele Stifte (rechte Hand), Dichtungen (linke Hand), Bunden (rechte Hand) und Dichtungen (linke Hand) in die rechte Lochreihe montieren

DGI (Dynamic Gait Index)

Der DGI ist ein Messinstrument, welches das Sturzrisiko anhand von 8 Aufgaben bez. des Gehens bewertet.

Auswertung

Mit 24 Punkten hat man die maximale Punktzahl erreicht. Ab 19 und weniger Punkten besteht ein erhöhtes Sturzrisiko.

Die Bewertung erfolgt in Schritten:
- 0 = starke Einschränkung
- 1 = mittlere Einschränkung
- 2 = leichte Einschränkung
- 3 = normal Gehen, ohne Gehhilfsmittel, normales Tempo, keine Gleichgewichtsstörungen, normales Gangbild, kein Hinken.

Information und Material

Das genaue Manual zum Test ist unter den angegebenen Internetadressen herunterzuladen.

Functional Gait Assessment Bewertungsbogen

Name .... Geburtsdatum ....
Untersucher ....

Item	Punktzahl + Datum			
Datum und Hilfsmittel				
1 Gehen auf der Ebene				
2 Wechsel der Geschwindigkeit				
3 Gang mit horizontalen Kopfdrehungen				
4 Gang mit vertikalen Kopfdrehungen				
5 Gang mit Drehung				
6 Übersteigen eines Hindernisses				
7 Gang mit schmaler Unterstützungsfläche				
8 Gang mit geschlossenen Augen				
9 Rückwärtsgehen				
10 Treppe				
Gesamtwert				

Abb. 17.2 Bewertungsbogen Functional Gait Assessment. Quellenangaben: Schädler et al. [2].

FGA (Functional Gait Assessment [Deutsche Version])

Der FGA ist eine Weiterentwicklung des DGI. Er ist durch die Aufgaben „Rückwärtsgehen" und „Gehen mit geschlossenen Augen" ergänzt.

Auswertung

Die Bewertung erfolgt wie beim DGI in 4 Stufen (Abb. 17.2):
- 0 = keine Leistung
- 1 = schwache Leistung
- 2 = mittlere Leistung
- 3 = normale Leistung

BBS (Berg Balance Scale)

Prof. Katherine Berg entwickelte 1989 gemeinsam mit ihren Mitarbeitern der McGill Universität in Montreal, Kanada, die Berg Balance Scale (BBS) für Patienten in der Geriatrie. Für die praktische Arbeit mit Patienten als auch in Studien gilt die Berg Balance Scale als Goldstandard.

Was wird beurteilt?

Die Berg Balance Scale ist einer der bekanntesten Assessments, mit dem Therapeuten das Gleichgewicht ihrer Patienten testen.

Berg Balance Scale Bewertungsbogen

Name .... Geburtsdatum ....

Datum .... Einrichtung/Ort der

Tester .... Durchführung ....

Datum der Untersuchung ....

Item-Nr.	Kurztitel des Items	Punktzahl + Datum				
1.	vom Sitzen zum Stehen					
2.	Stehen ohne Unterstützung (2 min)					
3.	Sitzen ohne Unterstützung (2 min)					
4.	vom Stehen zum Sitzen					
5.	Transfers					
6.	Stehen mit geschlossenen Augen (10 s)					
7.	Stehen mit Füßen dicht nebeneinander (enger Fußstand, 1 min)					
8.	mit ausgestrecktem Arm nach vorne reichen/langen					
9.	Gegenstand vom Boden aufheben					
10.	sich umdrehen, um nach hinten zu schauen					
11.	sich um 360° drehen					
12.	abwechselnd die Füße auf eine Fußbank stellen					
13.	Stehen mit einem Fuß vor dem anderen (Tandemstand, 30 s)					
14.	auf einem Bein stehen (Einbeinstand, 10 s)					
	Summe der Punkte					

Abb. 17.3 Bewertungsbogen Berg Balance Scale (BBS). Quellenangaben: Schädler et al. [2].

Durchführung

Die BBS umfasst 14 Aktivitäten, die der Therapeut in Bezug auf das Gleichgewicht beobachtet und bewertet. Pro Aktivität kann er maximal 4 Punkte vergeben. Bei sehr gutem Gleichgewicht beträgt also die Höchstpunktzahl 56 Punkte. Ein detailliertes Manual macht die Bewertung leicht verständlich und anwendbar (Abb. 17.3).

Timed-up-and-go

Entwickelt wurde der Test von Podsiadlo und Richardson im Jahr 1991. Er ist zunehmend Bestandteil des geriatrischen und neurologischen Assessments.

Was kann beurteilt werden?

Die Gehfähigkeit bezogen auf unabhängige Mobilität unter Verwendung von Gehhilfen bzw. Notwendigkeit personeller Unterstützung (bei mehr als 30 s) wird untersucht.

Materialien

- Stuhl mit Armlehnen in Normhöhe = 46 cm
- Stoppuhr
- markierte Strecke von 3 m

Durchführung

Der Patient führt hintereinander folgende Aktionen aus:
- Aufstehen aus einem Stuhl mit Armlehnen
- 3 m gehen, umdrehen
- zurück zum Stuhl gehen
- wieder hinsetzen

Die Zeitmessung beginnt bei Lösen des Rumpfes von der Rückenlehne und endet wieder beim Berühren des Rumpfes an der Lehne.

Auswertung

Die mit der Stoppuhr gemessenen Zeiten werden in 3 Kategorien eingeteilt:
- weniger als 20 s (kein Sturzrisiko)
- 20–30 s
- > 30 s (erhöhtes Sturzrisiko)

10-m-Gehtest (Varianten: 5 m, 6 m, 20 m)

Bradstater et al. haben den Test 1983 für Patienten mit Halbseitenlähmung entwickelt. Gemessen wird die Zeit, die bei der definierten Strecke zurückgelegt wird.

Was kann beurteilt werden?

- Gehfähigkeit
- Ganggeschwindigkeit
- Kadenz

Materialien

- Stoppuhr
- Klebeband für die abgemessene Strecke

Durchführung

Der Patient wird aufgefordert, mit seinem maximalen Tempo mit Hilfsmitteln – sofern notwendig – die definierte Strecke zu gehen. Dabei beginnt er ca. 3 m vor der ersten Markierung. Zeit und Schritte werden in dem Moment gemessen, wenn er die markierte Linie mit einem Bein überschreitet.

6-min-Gehtest

Was kann beurteilt werden?

Gehfähigkeit und Ganggeschwindigkeit

Durchführung

Der Patient wird aufgefordert, eine bestimmte Zeit lang (z. B. 6 min) zu gehen. Mit einer Stoppuhr wird die Zeit gemessen und auch die Distanz, die der Patient über einen Zeitraum von 6 min gehen kann. Aus den gemessenen Werten wird die Gehgeschwindigkeit berechnet.

Materialien

- Stoppuhr

Tinetti/POMA

POMA = Performance Oriented Mobility Assessment

Der Test zur Messung des Sturzrisikos wurde in den 1980er-Jahren von der amerikanischen Physiotherapeutin M. E. Tinetti entwickelt.

Was kann beurteilt werden?

Gleichgewicht und Mobilität und damit insbesondere das Sturzrisiko

Materialien

Benötigt wird ein Stuhl. Anweisungen und eine Vorlage findet man z. B. bei AGAST (AGAST = Arbeitsgruppe Geriatrisches Assessment 1995).

Durchführung, Auswertung, Interpretation

Der Proband wird zu Stand, Gang und Lagewechsel geprüft und erhält in der Beurteilung Punkte. Bei maximal 28 zu erreichenden Punkten geht man bei weniger als 20 von erhöhtem Sturzrisiko aus.

Einarbeitung: Im Internet stehen viele Anleitungen zu Verfügung, der Test ist einfach zu verstehen und umzusetzen.

Der Test, die Durchführung und die Auswertung sind standardisiert (Abb. 17.**4**).

Bezugsquelle

Erhebungsbögen: z. B. www.kcgeriatrie.de/assessment_2.htm

FR (Functional Reach)

Der Functional Reach Test wurde von Duncan et al. 1990 erstmals beschrieben und gilt als ein einfacher Test für das Gleichgewicht und das Sturzrisiko. Er entspricht dem Item Nr. 8 der Berg Balance Scale. Der Funktional Reach ist die maximale Distanz, die der Patient bei ausgestreckten Armen und sicherem Stand nach vorne reichen kann.

Was kann beurteilt werden?

Gemessen wird an der Spitze des Mittelfingers die maximale Distanz vom Ausgangs- bis zum Endpunkt mit einem Maßstab, der auf einer Höhe von 150 cm an einer Wand befestigt ist.

Durchführung

Der Patient steht seitlich neben einer Wand in normaler Spurbreite. An der Wand ist ein Maßstab befestigt. Der Patient hebt den Arm und reicht so weit wie möglich nach vorn ohne sich an der Wand abzustützen.

FAC (Functional Ambulation Categories)

Die FAC wurde in einer Studie mit MS- und Schlaganfallpatienten von Holden 1984 entwickelt.

Auswertung

Die Darstellung erfolgt in einer hierarchischen Klassifikation von Stufe 0–5 (Abb. 17.**5**). Jedes Hilfsmittel ist erlaubt.

Performance Oriented Mobility Assessment (POMA)

Name .... Geburtsdatum ....

Hilfsmittel ☐ nein ☐ ja, welche ....

Datum ....

1)	2)	1)	2)	1)	2)	**Total Gesamtpunktzahl** (max. 28 Punkte) **Total:** 1) Gleichgewicht (max. 16 Punkte), 2) Gang (max. 12 Punkte)

Sitzbalance
- 0 lehnt zur Seite oder rutscht im Stuhl
- 1 sicher, stabil

Aufstehen
- 0 ohne Hilfe nicht möglich
- 1 möglich, aber braucht Arme
- 2 möglich, ohne Benutzung der Arme

Versuche aufzustehen
- 0 unmöglich ohne Hilfe
- 1 möglich, aber braucht mehr als einen Versuch
- 2 möglich, in einem Versuch

unmittelbare Stehbalance (erste 5 s)
- 0 unsicher (macht kleine Schritte, deutliche Rumpfbewegungen)
- 1 sicher, aber benötigt Stock oder anderes Hilfsmittel zum Stehen
- 2 sicher, ohne Hilfsmittel

Stehbalance beim Versuch, Füße nahe beieinander zu halten
- 0 unsicher
- 1 sicher, aber Füße weit voneinander (> 10 cm) oder benötigt Hilfsmittel
- 2 sicher, ohne Hilfsmittel

Stoß (Patient hat Füße so nahe wie möglich beieinander, Untersucher stößt 3-mal mit Handteller auf das Sternum des Patienten)
- 0 würde ohne Hilfe umfallen
- 1 macht Ausweichschritte, muss sich halten, fällt aber nicht um
- 2 sicher

Augen geschlossen (bei Füßen so nahe beieinander wie möglich)
- 0 unsicher
- 1 sicher

Beginn des Ganges (unmittelbar nach dem Befehl zu gehen)
- 0 irgendein Zögern oder verschiedene Versuche
- 1 kein Zögern

Abb. 17.4 Bewertungsbogen Performance oriented Mobility Assessment (POMA). Quellenangaben: Schädler et al. [2].

1)	2)	1)	2)	1)	2)

Schrittlänge und Schritthöhe Fuß *rechtes* Schwungbein
- 0 kommt nicht vor linken Standfuß beim Gang
- 1 kommt vor linken Standfuß

- 0 rechter Fuß hebt nicht vollständig vom Boden ab
- 1 rechter Fuß hebt vollständig vom Boden ab

Schrittlänge und Schritthöhe Fuß *linkes* Schwungbein
- 0 kommt nicht vor rechten Standfuß beim Gang
- 1 kommt vor rechten Standfuß

- 0 linker Fuß hebt nicht vollständig vom Boden ab
- 1 linker Fuß hebt vollständig vom Boden ab

Gangsymmetrie
- 0 rechte und linke Schrittlänge erscheinen nicht gleich (Schätzung)
- 1 rechte und linke Schrittlänge erscheinen gleich

Schrittkontinuität
- 0 Anhalten oder Diskontinuität der Schritte
- 1 Schritte erscheinen kontinuierlich

Wegabweichung (beobachtet über Distanz von mind. 3 m entlang einer imaginären geraden Linie)
- 0 deutliche Deviation
- 1 leichte Deviation oder benötigt Hilfsmittel
- 2 gerade, ohne Hilfsmittel

Rumpfstabilität
- 0 ausgeprägtes Schwanken oder benützt Hilfsmittel
- 1 kein Schwanken, aber vornübergebeugt oder braucht Arme zum Balancieren beim Gehen
- 2 kein Schwanken, nicht vornübergebeugt, muss sich nirgends halten

Schrittbreite
- 0 Gang breitbeinig (mehr als 5 cm)
- 1 Füße berühren sich beinahe beim Gehen

Drehung um 360°
- 0 diskontinuierliche Schritte
- 1 kontinuierliche Schritte

- 0 unsicher
- 1 sicher

Absitzen
- 0 unsicher (schätzt Distanz falsch ein, fällt in Stuhl)
- 1 benutzt Arme oder macht grobe Bewegung
- 2 sicher, mit feiner Bewegung

Abb. 17.4 *(Fortsetzung)*

Functional Ambulation Categories (FAC)

Name .... Geburtsdatum ....

Kategorie		Hilfestellung
0	unfähig	Patient kann nicht gehen oder benötigt Hilfe von 2 oder mehr Personen
1	abhängig Level 2	Patient benötigt dauerhafte Unterstützung von 1 Person, die bei Gewichtsübernahme und Balance hilft
2	abhängig Level 1	Patient benötigt kontinuierliche oder zeitweise Unterstützung von 1 Person, die bei der Balance und der Koordination hilft
3	abhängig unter Supervision	Patient benötigt verbale Überwachung oder „Standby-Hilfe" von 1 Person ohne Berührung
4	unabhängig auf ebenem Boden	Patient kann frei auf ebenem Grund laufen, benötigt aber Hilfe für Treppen, Schwellen oder unebene Untergründe
5	unabhängig	Patient kann unabhängig überall gehen

Datum:

Beurteiler:

Bewertung (0–6):

Abb. 17.5 Bewertungsbogen Functional Ambulation Categories (FAC). Quellenangaben: Schädler et al. [2].

Literatur

Quellen für die Daten über die Assessments:
[1] DVE (www.dve.info) Assessment-Info vom 15.5.2010
[2] Schädler S, Kool J, Lüthi H, Marks D, Pfeffer D, Oesch P, Wirz M. Assessments in der Rehabilitation. Band 1: Neurologie. Bern: Hans Huber; 2009

Literatur zu Assessments:
- Erstveröffentlichung: Tinetti ME. Performance-oriented assessment of mobility problems in elderly patients. J Am Geriatr Soc 1986; 34: 119–26
- AGAST (Arbeitsgruppe Geriatrisches Assessment), Hrsg. Geriatrisches Basisassessment (II). 1995. Vgl. z. B.: www.drg.geriatrie-web.de
- Bradstater ME, de Bruin H, Gowland C, Clarke BM. Hemiplegic gait: analysis of temporal variables. Arch Phys Med Rehabil 1983; 64: 583–587
- Faber MJ, Bosscher RJ, van Wieringen PC. Clinimetric properties of the performance-oriented mobility assessment. Phys Ther 2006; 86 (7): 944–954
- Perry J, Garrett M, Gronley JK, Mulroy SJ. Classification of walking handicap in the stroke population. Stroke 1995; 26 (6): 982–989
- Schädler S, Kool J, Lüthi H et al. Assessments in der Neurorehabilitation. Bern: Hans Huber 2006
- Tinetti ME. A simple procedure for general screening for functional disability in elderly patients. Ann Intern Med 1990; 112: 699–706
- Wade DT, Wood VA, Heller A, Maggs J, Langton Hewer R. Walking after stroke: measurement and recovery over the first three months. Scand J Rehab Med 1987; 9: 25–30

Sachverzeichnis

A

Achievable   19, 35
Action Research Arm Test (ARAT)   68 ff
– Extremität, Funktionsmessung   22, 68
– Kurzbeschreibung   69 f
– Praktikabilität   66 f
Adduktor   40, 51
Aktivität   17, 24, 44
– Assessment-Testebene   67
Alignment, posturales   27
Analogskala
– numerische (NAS)   20 ff, 35, 67
– visuelle (VAS)   21 f, 41, 66
Antispastika, orale   13 f, 35 f
Anziehtraining im Stand   25
ARAT s. Action Research Arm Test
Arm, Funktionsmessung   68
Armfunktionstraining   25
Armtraining, robotergestütztes   25
Ashworth-Skala   20, 34 f, 43, 48, 52
– Algorithmus Extremität   22
– ICF-Testebene   67
– modifizierte (MAS)   20, 55
– Praktikabilität   66
– Redression   28
– Schienen   28
Assessment   19 ff, 66 ff
– ICF-Testebene   67
– Praktikabilität   66 f
Ausdauer   26, 61, 68
Azetylcholin   6

B

Baclofen   13, 35, 51, 56
Baclofentherapie, intrathekale (Baclofenpumpe)   14, 30, 35
Barriere   17
Barthel-Index   35, 59, 62
Berg Balance Scale (BBS)   66 ff
– Extremität, Funktionsmessung   22, 68
– ICF-Testebene   67
– Kurzbeschreibung   72 f
– Praktikabilität   66
Bindegewebsmassage   25
Bindung   7
Blockade   7
Bobath-Konzept   43

BoNT s. Botulinumneurotoxin
BoNT-A   6
Botox®   6
Bottom-up-Modell   26
Botulinumneurotoxin (BoNT)   6
– Anschlussbehandlung   38, 41, 49 f
– Ellenbogen   44
– Erstattungsfähigkeit   29
– Fuß   25
– Hand
– – Funktion   49 f
– – passiv   46 f
– Kniegelenk   53
– Muskeltonuserhöhung, spastische   39
– Schmerz   39
– Schulter   40 ff
– Spastiktherapie   12
– Vorbehandlung vor Redressionsbehandlung   36 f
– Wiederholungsbehandlung   41
– Wirkdauer   8 f
– Wirkeintritt   8
– Wirkungsaufbau   9
– Wirkungsmechanismus   7
– Zulassung   29
Botulismus   6
Bridging   61

C

Cast-Innenschuh   57, 60 f
Cast-Stehschiene   56
Clostridium botulinum   6
Core-Stabilität   27

D

Domäne   17
Dynamic Gait Index (DGI)
– ICF-Testebene   67
– Kurzbeschreibung   71
– Praktikabilität   66
Dysarthrie   39
Dysport®   6
Dystonie   6

E

Einlegesohle 58
Elektrostimulation, EMG-getriggerte 49 f
Elektrotherapie 11, 25
Ellbogen
– Funktionsmessung, Test 68
– Spastik 43 ff
EMG, kinematisches 2, 48 f
EMG-Ableitung, kinematische 50
Entspannungstherapie 25
Ergo- und Physiotherapie 11 f, 44 ff, 56 ff
– progressive 25
Extremität
– Ashworth-Skala, modifizierte (MAS) 55 f
– Assessment 21 f
– Botox-Injektion 36, 56, 60
– Funktionsmessung, Test 68 f
– Physiotherapie 60 f
– Spastiktherapie 10 ff
– Therapievorschlag, Fallbeispiel 25
– Zulassung BoNT-Therapie 29

F

FAC s. Functional Ambulation Category
Fahrradergometer 61
Faktor, personenbezogener 17
Fangoapplikation 25, 60
Feinmotorik
– Assessment 68 ff
– Störung 1 ff
Fersenkeil 58
FGA s. Functional Gait Assessment
Fingerhohlhandabstand 22, 67
Flexorenspastik 43
Förderfaktor 17
Fuß 57 ff
Functional Reach 66 ff
Functional Ambulation Category (FAC) 59, 62
– Extremität, Funktionsmessung 22, 68
– ICF-Testebene 67
– Kurzbeschreibung 75 f
– Praktikabilität 66
Functional Gait Assessment (FGA)
– Algorithmus Extremität 22
– ICF-Testebene 67
– Kurzbeschreibung 72 f
– versus DGI 66
Funktionsmessung, Test 68

G

Gangrehabilitation 59 ff
GAS (Goal Attainment Scale) 20 ff, 34
– ICF-Testebene 67
– Praktikabilität 66
Gehausdauer 68
Gehgeschwindigkeit 68

Gehtest
– 10-m-Gehtest 59
– – Funktionsmessung 22, 68
– – ICF-Testebene 67
– – Kurzbeschreibung 74
– – Praktikabilität 66
– 6-min-Gehtest 59, 62
– – Funktionsmessung 22, 68
– – ICF-Testebene 67
– – Kurzbeschreibung 74
– – Praktikabilität 66
Gehtraining 25
Gips, redressierender 12, 47
– – Kniegelenk 53 f

H

Hand
– Funktion, eingeschränkte 48 ff
– Funktionsmessung, Test 68
Handeln, alltagsorientiertes 27
Handgelenk 46 ff
Hands-off 26
Hands-on 26
Harnblase, überaktive 6
Haushaltstraining im Stand 25
Hemiparese
– brachial betonte 43, 46
– brachiofazial betonte 39, 53
Heimprogramm 42
Hemispasmus facialis 6
Hilfsmittel 57, 61 f
Hüftadduktorenspastik 51 ff
Hyperhidrosis 6
Hypersalivation 6

I

ICF (Internationale Klassifikation der Funktionsfähigkeit, Behinderung und Gesundheit) 16 ff
– Assessment-Messebene 67
Internalisierung 7
Interrater-Variabilität 20

K

Kapazität (Leistungsfähigkeit) 17
Kniegelenk 53 ff
Kontextfaktor 17
Kontraktur 3
Kontrolle, posturale 11, 27, 36
Körperfunktion 17, 44
– Assessment 67
Körperstruktur 17, 24
– Assessment 67
Kostenerstattung 29

L

Lagerung 37, 41
Lebensbereich (Domäne) 17
Lymphdrainage 25

M

Maßnahme
– im Verlauf 61
– physikalische 11
Manualtherapie 25
Massage 60
– klassische 25
Measurable 19, 34
Mehrfachmedikation, antispastische 35
MFT s. Muskelfunktionstest
Moto-Med-Training 25
Motorik 68 ff
– Lernprinzip 27
Motorpoints 3
Muskelblockade 3 f
Muskelfunktionstest (MFT) 20 ff
– ICF-Testebene 67
– Praktikabilität 66
Muskeltonuserhöhung, spastische 40 f

N

NAS (Analogskala, numerische) 20 ff, 35, 67
Neglekt 39, 41, 59
Nervenblockade 3 f
Neurobloc® 6
Neurochirurgie 14
Neuroorthopädie 15
Neuroplastizität 2
Neurotomie, motorische, selektive 14
Nine-Hole Peg Test
– Extremität, Funktionsmessung 22, 68
– ICF-Testebene 67
– Kurzbeschreibung 69 f
– Praktikabilität 66

O

Off-Label-Use 29, 51
Omarthrose 39
On-Label-Use 29
Orientierung, posturale 26 f
Ossifikation 3 f

P

Paraparese, spastische, hereditäre (HSP) 51
Partizipation 44
– Assessment-Testebene 67
Pattern-Shift 2
Pegboard Test s. Purdue Pegboard Test
Perfetti-Therapie 25
Performance (Leistung) 17
Pes equinus 59

Pezziball 61
Pflege 12
Physiotherapie 11
– Ellbogen 44 f
– Hüftadduktorenspastik 51 f
– progressive 25
– Spastik, generalisierte 36 f
– Sprunggelenk 60 ff
POMA (Performance Oriented Mobility Assessment)
– Extremität, Funktionsmessung 22, 68
– ICF-Testebene 67
– Kurzbeschreibung 75 f
– Praktikabilität 66
Posturografie 25
Pronation 68
Proteinspaltung 7
1-Punkt-Stock 59, 61 f
4-Punkte-Stock 59, 61
Purdue Pegboard Test
– Extremität, Funktionsmessung 22, 68
– Kurzbeschreibung 71
– Praktikabilität 66
Pusher-Symptomatik 39

R

Range of Motion (ROM) 20 ff
– Extremität, Funktionsmessung 22, 68
– ICF-Testebene 67
– Praktikabilität 66
Reaktion, assoziierte 43
Redression 12, 14 f, 20
– Definition 28
– geschlossene 56 ff
– – serielle 56 f
Redressionsbehandlung 3, 28, 36 ff
Regressverzicht 29
Rehabilitation
– ambulante 60
– Handfunktion 49
– neurologische 27
Rehaslide-Armtrainer 61
Relevant 19, 35
Reliabilität 20
Repetition 27
Responsivität 20
Rezept 29
Rivermead Bein und Rumpf 59, 62
Rivermead-Mobility-Index (RMI) 59, 62
Rollator 57
Rolle, heiße 25
Rollstuhl 61
ROM s. Range of Motion
Röntgen 3

S

Schiene 13, 28, 56 f
Schmerz 8
– BoNT-A Therapie 39
Schmerzskala 20 ff

Schulter 39 ff
– Funktionsmessung 68
Schultergürtel, spastischer 40
Serotyp 6
Shaping 25, 27
SMART-Regel 18 f
– Anwendung 34
Sonografie 4
Spastik
– Definition 1
– generalisierte 34 ff
– Rehabilitationsplanung 35 f
– Therapie 10 ff
Spastizität 6
Specific 19, 34
Spezialschuh 58
Spitzfuß, spastischer 2 f, 18, 52
Spitzfußkontraktur 59
Sporttherapie 60 f
Sprunggelenk 55 ff, 59 ff
Stabilität, posturale 27
Stand- und Gangrehabilitation 60
Steh- und Lokomotionstraining,
 aufgabenorientiertes 25
Sturzrisiko 68
Subluxatio anterior 39
Subtraktionsparese 1, 48 f
Supination 59, 68

T

Teilhabe (Partizipation) 17, 24
Tetraparese, spastische 55, 59
Tetraspastik, generalisierte 34
– – Therapie 35 ff
Therapieaktivschuh 58
Timed 19, 35
Timed-up-and-go 59, 62
– Extremität, Funktionsmessung 22, 68
– Kurzbeschreibung 73 f
– Praktikabilität 66
Tinetti 66
– Extremität, Funktionsmessung 22, 68
– ICF-Testebene 67
– Kurzbeschreibung 74 ff
– Praktikabilität 66
Tizanidin 35, 51
Toe-off-Schiene 62
Tolperison 35
Tonus, posturaler 27
Top-down-Modell 26
Translokation 7

U

Umweltfaktor 17
Upper Motor Neuron Syndrom 1

V

Valenser-Schiene 59, 61
Validität 20
VAS (Analogskala, visuelle) 21 f, 41, 66
Verband 12
Vigurimeter 67 f

W

Wärmeanwendung 25
Waschtraining im Stand 25
Willkürmotorik 34 f
WMFT (Wolf Motor Function Test)
– Extremität, Funktionsmessung 22, 68
– ICF-Testebene 67
– Kurzbeschreibung 69 f
– Praktikabilität 66

X

Xeomin® 6

Z

Zehe 59 ff
– Spastik, isolierte 63